山内宥厳

楽健法経つき 定本版

二人ヨーガ楽健法

こころもからだもすこやかに

五月書房

まえがき

楽健法を広めようと私が活動をはじめたのは昭和四十七年、三十六歳の時でした。二十五歳の冬に風邪がなかなかおりにくい状態になって、近所の開業医に診てもらいました。医者に行くのはたまに風邪をひいた時ぐらいで、持病などはなかったのですが、顔なじみの医者は、私の胸に聴診器をあてて、「ご家族にだれか喘息《ぜんそく》の人がいますか」と質問して、「これはどうも喘息の症状ですね」といわれました。

父親が長年の喘息でしたから、家に帰って母親に医者にそう言われたと話すと「お父さんも二十五歳の年に喘息になったからね」と慨嘆しました。薬を処方してもらって服用していましたが、夜中になると呼吸が苦しくなって、胸でぜーぜーと音がして苦しく、時には座り込んで夜明けを待つこともありました。

数年そういうことが続きましたが、父親の喘息も薬の服用などでは治ることはなくて、慢性化しているのを見ていましたので、なんとか治そうともがいたりはしないで、発作が起きると自分でエフェドリンという注射を打ったりしてしのいでいました。発作がおきれば病気なんでしょうが、喘息というのは、発作の起きていないときは健康体となんら変わらないので、普通に元気に仕事をしていました。二十三歳のときに額縁を製造する木工業を起業して経営していましたので、埃もずいぶん吸い込みながら材木を自分で製材して額縁を作っていました。

喘息の引き金になったのは、北米のインセンスシーダーという材木を大量に仕入れてこれを製材しはじめてからでした。この木材は鉛筆に使われる材料で、鉛筆をけずったときに、かすかに良い香りがしますが、これがインセンスと名付けられている香りの杉と呼ばれる木です。

毎日のようにこの木を製材して微粉を吸い込んでいたために喘息が起きるようになったのでした。

二十九歳で結婚して、翌年に母が他界するという悲しいこともありましたが、家内も喘息をなんとか治そうと協力してくれ、情報ももらってきてくれました。そのひとつに、中心会という団体が京都の中心山荘で新日本延命学という会の、家庭健康法という講習会を定期的に開いているというのがありました。

この健康法はほとんどの病気に短期間で効果があるということだったので、私も二泊三日の講習会に一年間の参加を申し込みました。

それが、組み立てた鉄棒につかまりながら、寝ている相手の足や背中に両足で乗って踏みあう健康法だったのです。

踏まれることで、自分の身体の思いがけない硬さに気がつき、ほぐれて循環が良くなると疲れも病気も一気に抜けてしまうような大きな変化にも気がつきます。私は足の付け根や、腕の付け根を丹念に踏んで柔らかくすることは、健康維持の基本であり、この簡便な健康法は療法としても最良のものだと思ったのでした。

一年ほど学んだのですが、ほどなくこの講習会は開かれなくなってしまいました。参加回数が十回を超えると、主宰者の大先生が直接施療してくれるということになっていましたが、多くの参加者はその施療を受けたいという目的で来ているひとが多くて、健康法としての普及運動として開いている主旨に反するというのが、この講習会を企画して会場を提供していた中心会の考え方だったようです。

私はこの健康法を、自分なりに循環療法として根源的なものだと感じていましたので、どこにも教える人がいなくなったのは人類の損失であるといささか大げさなぐらいに感じて、自分で普及して行こうと思いたったのでした。

しかし鉄棒を使って行う健康法は鉄棒がないと出来ない健康法であるし、鉄棒を使うので購入しないと出来ないというのでは、普及の妨げになる。いつでも、どこでも、だれでも、楽にやれる健康法でなくてはならない、という考えから、素手で素足でやれる楽健法のやり方を工夫して、普及に努めるようになったのです。

鉄棒なしの楽健法ができるようになってから、私の喘息も起きなくなってきました。東大阪の自宅から近いところに、酵素風呂を開いているひとがいると紹介してくれた友人がいて、大鋸屑《おがくず》を醗酵させるこの風呂にも頻繁に通いました。

なんどか酵素風呂に通っているうちに、馴染みになった経営者が、この風呂を醗酵熱で温かくしている酵母菌を使って、食べているうちにどんな病気も良くなってくる美味しいパンが作れますということを聞いて、作り始めたのが楽健寺の天然酵母パンです。試行錯誤しながらパンの研究をしているうちに、市販されているパンと自分が作っているパンとの違い、いわば食品の比較研究をすることになり、自然に即したパン作りの考え方と科学的な考え方との差が、はっきり見えてくるようになったのです。

これは楽健法を研究することで、西洋医学が発達するにつれて、人間の全体を見ようとしないで、部分とそのデータをもとに対象療法をすることの過ちにも気づいてきたのです。なんと人間は大きくなったつもりで、じつは矮小化してきたことだろうか。大きくものをつかむということができない、専門化した狭い見方や考え方、これを払拭出来る見方や方法を、文明批評として世に広めること、そういう思いが楽健法と楽健寺の天然酵母パンをいままで持続させてきたのです。

昭和四十九（一九七四）年の春に、額縁の工場を半分廃止して楽健寺パン工房を開き、定期的に楽健法の講習会も各地の会場を借りて開催してきました。

昭和五十一（一九七六）年から、丸山博先生との出会いがあって、アーユルヴェーダ研究会と有害食品研究会の事務局長を引き受けることになり、アーユルヴェーダを学ぶことで、自分が選んでやってきた、楽健法普及と天然酵母パンの普及は、今後の健康と食の文化の大事な柱として人々が認識してくれる時代がくることをますます確信しました。

私はまもなく七十八歳を迎えることになりますが、自分の歩んできた道を振り返ってみますと、人生は短いという感慨もあり、また実に長かったという感じもあります。アーユルヴェーダ研究会と有害食品研究会の事務局長を九年間務めて後、事務局を東京に引き渡しましたが、十五年後に再び日本アーユルヴェーダ学会の事務局長と本部を引き受け、七十歳になるまで多忙な仕事に忙殺されてきました。この仕事を引き受けてやって来られたのは、アーユルヴェーダの研究活動を日本に根付かすことが、短絡的な科学思想を唯一のものと考えて生きている日本人に、ゆとりある自然思考に気づいてもらい、人間とはもっともっと大きな存在であることを見いだしてもらいたいからに他なりません。

いままでに多くのことを経験してきましたが、振り返ってみれば、無駄なことはひとつもして来なかったように思います。どれかひとつでも抜けていたら、人生はまったく別の方向に進んでしまったのかも知れません。

言い換えれば、いろんなことを経験してきたことが、思いもかけない方向に導かれてきて、いまの姿になったのだということもできるでしょう。

楽健法を学びに来ている方は、私が楽健法を教える先生だと思って接しているかも知れませんが、楽健寺のパン工房へパンを買いにこられる方は、私をパン屋のおじいさんだと思っているひともいられることでしょう。東光寺の本堂で護摩を焚いている私を見るひとは真言密教のお坊さんの私を見ているわけですし、同じ本堂をすっかり片付けて、一人芝居を演じている私を見れば、前衛劇団の俳優なんだと私を見ていることになります。私は少年のころから指物師であり、つたない詩を書く詩人であり、下手な芝居をする一人の俳優であり、天然酵母パンを焼くパン職人でありますが、楽健法を極め、広めたいと願う一介の僧侶として、いまから、私の新しい人生が始まるのです。

付記

出版にさいして、多くの方から支援をいただきました。
翻訳、挿画は以下のみなさんにお世話になりました。(敬称略)

朝鮮語　金　里博
フランス語　ペテロ・バーケルマンス神父
スペイン語　Shaku Joko
中国語　Ms.Chan Wai Chung
英語　吉野茂
インドネシア語　岩堀 純子
挿画　松浦 素子
有り難うございました。

二人ヨーガ　楽健法／目次

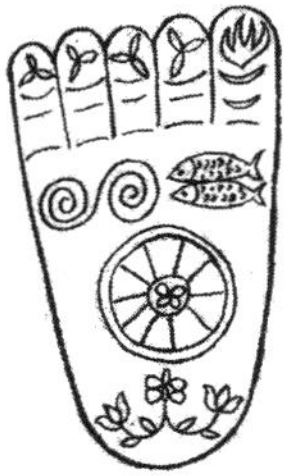

まえがき …… 3
パート1　踏んで踏まれて元気に生きる …… 13
循環がよくなり健康を保つ楽健法　14
【楽健法をはじめる前に】護身法　26
パート2　大楽金剛不空真実佛足楽健法経【二人ヨーガ楽健法経】 …… 29
楽健法経とは、こんなお経です　39
パート3　楽健法経　偈【基本の踏み方】 …… 45
楽健法は施無畏です　46
楽健法の急所名　48
羝羊　50
愚童　52
嬰童　54
唯蘊　56
抜業　58

大乗　60
覚心　62
極無　64
秘密　66
一道　68
荘厳　70

パート4　踏まれてよかった、踏んでよかった楽健法【体験談】……71

支え合う大切さを知る／井上かずえ（宮城）　72
子宮筋腫が小さくなった／梅田敦子（奈良）　75
楽健法で歩けるようになった母／梶原喜久子（東京）　77
体調が良くなり、性格が明るくなった／齋藤敏子（神奈川）　79
楽健法で二十年の闘病生活が変わった／齊籐のり子（宮城）　81
病院でスタッフや入院患者さんを踏んで／谷川孝子（茨城）　84
楽健法で自分の体は自分で管理する／西江秀子（東京）　93
人生に光をくれた楽健法／西澤真由美（東京）　95
パートナーシップこそが楽健法／増野真理子（東京）　101
健康と仲間をもたらした楽健法／溝口美伊（東京）　108

効果がすぐに実感できる楽健法　merakkenho, dirakkenho で交感も
／ディア・プラストヤワティ・ハディ（在大阪インドネシア総領事館総領事夫人）　112

六か国語　楽健法

ハングル　183
中国語　174
インドネシア語　166
英語　152
スペイン語　139
フランス語　128

パート1

踏んで踏まれて元気に生きる

循環がよくなり健康を保つ楽健法

楽健法経は、楽健法をまったく知らないひとでも、お経のなかでお釈迦様がなさっている順序にしたがってやっていけば、だれでも楽健法が他人にできるように書かれたお経です。

楽健法は相手に寝転んでもらって足で踏んであげる健康法です。踏む場所によって寝転んだ人の姿勢の向きを変えたりしますが、楽健法経ではそうした細かい動作についても記述していますので、イラストなども参考にされてぜひご家族や仲間でこの本を読みながら、お経をひもといて楽健法をやってみてください。

短いお経ですが、丹念に読んでいただけると、健康や病気にたいする考え方も書いてありますので、健康とはなにか、病気はどうやってかかり、どうすれば治せるのかなどという基本的な考え方もご理解いただけるかと思います。

自然の流れにそって生きる

楽健法は人間のからだがもっている流れ、管の通りを良くして身体の均衡をとり、正しい生命のリズムを整える他力（二人ヨーガ）による健康法です。私たち地上で生きている生物は自然の流れに従って生きることで、健康を保つことができ、元気に生かされているのです。天地自然が与えてくれる環境のなかで自然に逆らわないで、流れにしたがって、均衡を保って生きていれば、病気とは無縁の生き方ができます。

病気になるのは環境に適応する人間の能力のひとつだといえますが、人間関係のストレスや、食生活の偏りなどの生活習慣も健康を破る原因になります。病気はそういう原因に気づかせてこれを変革しようとする本能の現れともいえます。

添加物の多い加工食品や、季節の旬を無視した野菜や果物、農薬や化学肥料で育てられた野菜、動物性蛋白質、肉類などを長年にわたってたくさん摂りつづけていると、からだの持つ自浄作用では排出しきれない未消化物がたまり、消化器や血管、リンパ管の通りが悪くなって自然治癒力が破綻した状態が病気です。健康を維持できる限界を超えそうな状態がメタボだとされる肥満した状態です。逆に痩せて冷え性のひとで、循環のきわめて悪いことからやはり管の流れが滞って病気になるひともたくさんいます。こういう人は食べても消化吸収が悪いのです。

健康な身体は自然治癒しますが、悪いものを摂りすぎたり、食べても吸収力がなくて均衡が保てないと、身体は早く本来の状態に戻してくださいと要求します。それが痛みや腫れとなって現れる。それが病気です。

野生の動物は、肉食動物とか菜食動物とか、食べ物の選択肢が限られていて、それ以外の生き方が出来ない自然の姿で存在していますが、人間はなんでも食べられる自由な生き物で、先天的に食べ物が決まっているわけではありません。なにが自然でなにが不自然なのかを自覚しないでも生きていける自由な存在が人間です。食べていいものとか、食べると健康を損なうものとかは、病気になってはじめて気づくわけです。自覚しないことを自覚させてくれるのが病気で、無知なまま反自然な生き方を続けていると、そうなるよという警告が、病気という形で身体に現れるのです。

病気は神様からの手紙

病気というのは、神様からの手紙だというひともいるように、生き方にたいする自覚をうながしてくれているのです。

病気という警告に耳を傾けて、なにが健康を破った原因だったのか、なにが反自然だったのかに気づけば、間違っていたことを止めて、健康をとりもどす生活に切り替えることで病気は簡単に治るものです。

なにが悪かったかに気づかせるための教えが病気というかたちの知らせ、警告なのです。

病気を治すための食事、食養というのはそれに気づいた人が行う自然に逆らわない生活のことで、病気から教えられ、自分が気づいて生活のあり方を反省し、世界観、人生観、ものの見方や考え方が変わらなければ実行できることではありません。

長い歴史のなかで、人間は自然のなかから得られるものだけで生きる野生の動物のレベルから脱けだし、自分で食べ物を作って食べることができるようになり、それが人間の数を爆発的に増やしてきました。人間の数が増えるにつれ、より広大な農地が求められ、農地を増やすために森林を破壊し、自然を人間の都合のいいように破壊し改造してきました。人間の発展の歴史は自然破壊の歴史です。

森林を破壊して人間の都合のいいように切り開くことが、自然の流れやバランスを崩して環境破壊となり、そのことが人間の生きて行くことの妨げになっていくなどということに、気づきはじめて自然保護の運動が世界的に起こっているのは誰でも知っていますが、なお、環境破壊の方が自然保護を上回っているのが現実です。どこまで人間による一方的な収奪が許されるのか。自然の均衡が損なわれても、科学の知識と技術が補い、乗り越えていけるだろうか。科学文明の発展の歴史は人間は万能であるという思い込みの歴史でもあります。

現在、人間が置かれている地球環境は自然の動植物にとっても、環境の悪化や縮小で次第に生きるのが困難な状況になって来ています。

地球の温暖化がいわれはじめて久しいですが、環境破壊を食い止める努力も自然破壊の速度に追いついてはいかず、自然破壊は歯止めがかかってはいません。

さらにあってはならない原発事故まで起こして、放射能による海や大地の汚染が、人間や動物へどのような影響を与えつづけるのか見当もつきません。

自然の働きで汚物を浄化できないもの、時間が経っても微生物が分解もできないような放射能を、発電や武器として使う原発や原爆は、反自然の最たるもので、知恵ある人間のすべきことではないでしょう。

生き方を見直す

しかし未来にどんな悲劇が起こるかという想像力も働かさないで、なにも起きなかったようなふりをして、原発事故の反省もなく原発を再稼働させようとする政治に、当の被害地の被害者までも同調して再稼働を認めようとするのは、いったい、なにがそうさせているのでしょうか。

目先の欲望、人間が持つ目先の欲望、近欲というのは人間の判断や目を曇らせてしまうものです。自然に即した人生のあり方を考えなくなった人間は、だれもがそうしているからという理由で深くものを考えないで生活を送っています。

人類は、国家そのものが愚かしいことを、二十世紀でさんざん体験してきましたが、いまも愚かしいままで何も変わっていません。

私たちは、生まれたとき与えられた環境のなかで生きざるを得ないわけですが、五十年、百年前の時代とは環境がまったく変わってきていて、自然がいっぱいあった祖父母や親が育った環境とはまったく違った生活を送っていることに気づかなくてはいけないでしょう。すぐには変えることのできない、与えられた環境と、そこで獲得した一般的な常識をもとに自然の流れに基づかない生活をしているわけです。地球環境の悪化は、そこで育てられる動植物、食べ物にも影響があり、それを食べて生きる人間の健康にも大きな影響があることはいうまでもありません。

「西洋医学依存症」にかからない

好きな物を食べたいだけ食べて欲望を満足させて暮らし、病気になれば病院へ行き、現代医療が病気を治してくれるという考えのもとに暮らしている現代人は「西洋医学依存症」という重い病気にかかっています。

依存症とは、なんらかの習慣や考え方から離れられず、「だれでもそうしている常識だし、だからそれが正しいのだ」と思い込んでいることです。

西洋医学依存症になっているのは患者だけではなく、西洋医学が唯一優秀な医学であると思い込んでいる医師たちも依存症の仲間です。

現代医学は進歩しつづけ、あらゆることを可能ならしめ、あるいはならしめつつあるという情報を鵜呑みしている日本人の科学志向や錯覚にもとづいた常識に支配されて、ひとは西洋医学依存症になっていくのです。

診断で病気だといわれると、さっきまでの元気はふっとんでしまい、体感がいいにもかかわらず西洋医学依存症が支配して、医療を無批判に受ける病人に変貌します。

癌だと宣告されたひとが、医師のいいなりになって、抗がん剤の治療を受けて短期間で死んでいく。漢方やアーユルヴェーダ、食養、楽健法など、おだやかなほかの選択肢を選ぶいとまもなく、まだまだ生きられるはずの多くの人の命を失っても、命は医療が奪ったのではなく病気が奪ったことになってしまう。

原則として、人間に起きる多くの病気は、治療しなくても、たいてい時間の経過とともに自然に治ってしまうものです。からだがいつも自然治癒力を発揮し自己管理を怠らないで病気を治してくれているということを知っている必要があります。

病院が病人をつくる

ひとびとは病気を早期発見し、早期治療することが長生きにつながると思って健康診断を受けるのでしょうが、医療者側の病院は、経営を維持するために欠かせないのは患者ですから、できるだけたくさんの病人を作りだして安定した経営をしたいと考えているわけです。地域から病人を減らす努力をしている病院や医師はめったにいません。

元気で長生きするための用心のつもりで健康診断を受けたら病気かもしれないと言われ、そのまま入院し、検査にたらい回しにされているうちに、病人ができあがってくるのです。

生まれてはじめて海外旅行にいくので健康診断を受けておこうと、人間ドックに入って検査を受けているうちに、造影剤を使用されたのが影響して死んでしまった、健康そのものというような職人さんを知っています。そういう経験や見聞をしたひとは身の回りにたくさんいるものです。

もし健康診断を受けなければ、なにごともなく健康な状態で暮らせたろうと思われる元気な人が、検診がきっかけで死んでしまってはたまりません。

国民皆保険という健康保険は、国民の健康を守るよりも、病院や医薬品の会社が稼ぐために活用されていて、患者は健康保険があるために、必要でなくとも使わなければ損をするような感覚で病院へ行く傾向があります。

二〇一一年の国家予算が九二兆四一一六億円ですが、医療費は国民ひとりあたり年間二六〇万円で総額の医療費は三五兆円にもなっています。トヨタ自動車の年間売り上げが二〇兆円ほどですから、医療費が如何に莫大なものか、本当にそんなにお金がかかるのが医療というものなのか根本から考え直す必要があると思います。

病気は治ればいいというのが原則で、高額のお金を掛けたら治るというものではないのです。病気は簡単に治るほど良いわけです。

治らない病気とされているものが西洋医学にはたくさんありますが、これは西洋医学では治らないという意味であって、ほかの方法で治る手立てを知らないだけのことです。東洋医学や民間療法にも治せる方法、可能性がいろいろあるのです。

西洋医学はオールマイティな医学なんかでは決してなく、狭い視野で病気や人間を見ているまだまだ未発達の医学であるということを知って付き合っていくことが必要です。

病気になったときに、西洋医学を避けて、東洋医学や民間療法などのほかの治療方法をはたしてあなたが選ぶかどうか。どうするかは自分で判断し決めなくてはなりませんが、西洋医学依存症の家族の反対や、医師の強引な脅迫まがいの説得に負けて、入院してしまうひとがなんと多いことでしょうか。赤信号をみんなで渡れば怖くないなどという例えがありますが、病気はまわりの家族や他人のものではなく、あなたの命にかかわることですから、みんなの意見に従ってあなたが死んでしまっては取り返しがつきません。

楽健法はそうした状況に追い込まれないために、いきいきした健康を維持するための家族みんなで楽しめるやさしい健康法です。

楽健法で仲良く暮らす

ひとは争わないで仲良く生きることが自然です。宮沢賢治の「雨ニモマケズ」の詩に、

北ニケンクヮヤソショウガアレバ
ツマラナイカラヤメロトイヒ

という言葉がありますが、ひとは争うよりは仲良く暮らすほうが心が安まり身体も健康でいら

れます。

楽健法をだれかとできるのは、お互いの気持ちが通じているからです。

仲の悪いひととは楽健法などしないし、できないものですね。

だれかと仲がわるくなったりすれば、そのひとがストレスとなってからだが不調になったり病気を引き起こしたりします。人間は常に自分が他人からどう思われているかという評価を気にしているものですから、自分への評価が低いと感じると、身体や心が平穏でなくなってきます。

ストレスとは相手に対する不平や不満があって、怒ったり、腹を立てたり、またそれを抑えることで内攻して病気の原因ともなるものです。怒りを抱く相手を避けて生活できないことほどつらいことはありません。怒りは心も身体も硬くさせ、病気を引き起こす原因になります。

他人との人間関係がいつもうまく均衡が取れている、そういう生き方ができれば身体も気持ちも健康が保てます。人間をとりまく環境はひとりひとり違いますが、楽健法をひとにできるようになると、家族や職場や友人などの人間関係が円満になり、好ましい環境に変わってきます。

優しい人は人から好かれますが、自己中心主義の得手勝手な人は嫌われます。

他人から好かれる人と嫌われる人との違い、自分はどちらなのかという自覚ができることが大切ですね。

家族のなかで信頼関係がないのは、ことにつらいものですが、夫婦仲がわるかったり子供との間に会話がなりたたない冷えた家族も少なくありませんが、家庭の中心である主婦が楽健法を家族にするようになると、対話のできる明るい家族に変わっていきます。

他人に思いやりを持つ気持ちが優しさですが、そういう気持ちのあるひとが楽健法を覚えて、困っている人を手助けしてあげる。そういう優しいひとが増えて、楽健法で身体の硬さをほぐしあうことができれば、どんなに良いことだろうという思いから、私は楽健法を広めることに努めきました。楽健法ということばは私の造語ですが、足で互いに踏み合いする健康法だけを楽健法と考えているのではなくて、楽健寺の天然酵母パンを作ったり、みんなと気軽に楽しく生活を送ることができる人間に生まれ変わって、楽に、健やかに毎日をおくることができる生き方を総じて楽健法といっているのです。私にとっての楽健法とは人間の生き方、あり方そのものを言っているのです。

この楽健法経はお寺で楽健法を教えるために私が創作したお経です。

お釈迦様が乾闥婆というお弟子さんをモデルに、大勢の弟子たちに取り囲まれながら楽健法をやって見せながら説法をしている様子を書いたものです。短いお経ですが、このお経の流れにしたがってお釈迦様のするとおりに、あなたの相手を踏んでいけば、楽健法の基本がマスターできるように書いてあります。

この本では、日本語の楽健法経を、英語、フランス語、スペイン語、インドネシア語、中国語、朝鮮語に訳して一冊の本としましたので、世界中の人たちに楽健法の教科書として活用していただけることでしょう。外国の友人に楽健法を伝えたいと思われる方には、格好のお土産にして活用していただきたいものです。

【楽健法をはじめる前に】

護身法《ごしんぼう》

邪気を祓い、身を清め、大らかな気持ちで楽健法をすることができます。

楽健法の前後に護身法を行いましょう。

身体と場を清めて十二支の仏の加護を受けることにより、楽健法の前後だけでなく、毎朝と就寝前に毎日行っていると、いつも見えない力の働きに守られ運気が上がります。

真言宗の僧侶は毎日の勤行の前後、お経をあげる前と終わりには必ず護身法を行います。手で印を結び、真言を唱えながら、観想といって唱えている真言の言葉をこころのなかで反芻します。

ここで紹介する護身法は台湾の道教に伝わってきたもので、台湾で長年修業してきた友人の僧侶から教わった秘法

二〇一三年は巳年、蛇の年で二〇一四年は午年です。こうして毎年干支が移っていきますが、生まれた年の干支があなたの干支になります。

しかし二月三日（閏年は四日）の節分までに生まれた人は前年の干支が当てられます。生まれ年の干支によって守ってくださる仏様が変わっていきますが、以下の干支は二年同じ仏様とされています。

丑寅は虚空蔵菩薩、辰巳は普賢菩薩、未申は大日如来、戌亥は阿弥陀如来が守り本尊とされています。護身法をされるときに干支を数えますが、そのときに守り本尊を思い浮かべて（観想して）ください。

子歳生れ（ね）　千手観音菩薩
丑歳生れ（うし）　虚空蔵菩薩
寅歳生れ（とら）　虚空蔵菩薩

です。

一日の始まりに、今日一日が無事平穏に過ごせますようにと仏壇に手を合わせてから出かけたり、通りすがりの神社やお寺で手を合わせたりする行動も毎日を清々しく過ごすための護身法ともいえます。この道教の護身法を朝夕行っていますと、物事が不思議なように順調に進むようになり、からだが不調な自覚があっても、護身法を行うと忘れて行動できたりします。

卯歳生れ（う）　文殊菩薩
辰歳生れ（たつ）　普賢菩薩
巳歳生れ（み）　普賢菩薩
午歳生れ（うま）　勢至菩薩
未歳生れ（ひつじ）　大日如来
申歳生れ（さる）　大日如来
酉歳生れ（とり）　不動明王
戌歳生れ（いぬ）　阿弥陀如来
亥歳生れ（い）　阿弥陀如来

やり方　左手をひろげ、親指で薬指の付け根（図下）の関節が子《ね》歳で、ここからスタート、

ね・薬指付け根、
うし・中指付け根、
とら・人さし指付け根、
う・人さし指第2関節、
たつ・人さし指第1関節、

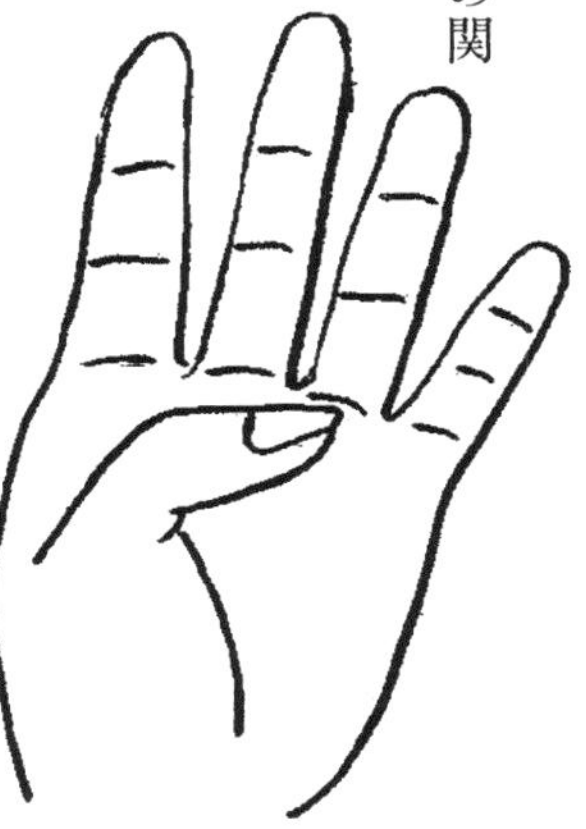

み・人さし指先、
うま・中指先、
ひつじ・薬指先、
さる・小指先、
とり・小指第１関節、
いぬ・小指第２関節、
い・小指付け根、

と順番に干支を唱えながら親指でタッチしていきます。三回繰り返すと、中指先の「うま」にタッチしてから、自分の干支にタッチします。うまに触れてから自分の干支に触れると午歳の勢いにあやかるという意味があります。次に手のひらを自分のからだに向けて頭から足の方へ三回、上下させて全身に気を広げ、清めます。

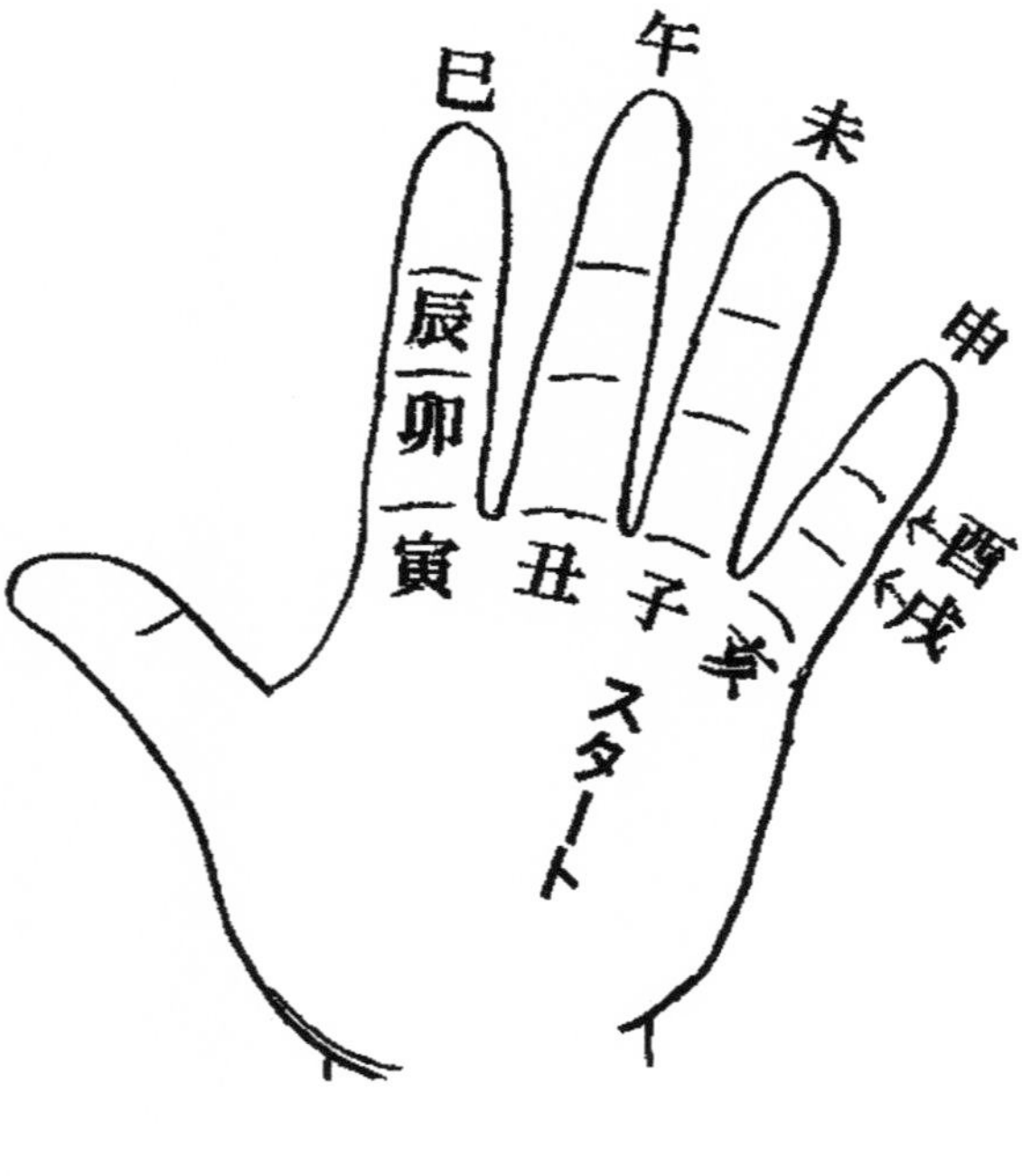

パート2

大楽金剛不空真実佛足楽健法経

【二人ヨーガ楽健法経】

是《かく》の如《ごと》く我《われ》聞《き》けり。或る時佛、喩師婆伽所《ゆしばかしょ》にて、楽健法を説きたまえり。春うららなる季節、圍繞《いにょう》する諸菩薩の中央に、乾闥婆《けんだつば》を寝かせて、佛、法を説きつつ、さらに実技を交えて、楽健法の指導をなしたまえり。まず佛、座より立ちて自らの御佛足を具示して曰く、乾闥婆《けんだつば》ならびに菩薩等よ、わが足裏《そくり》、汝が足裏を如何んと考えるや。足裏に触れるものは大地のみなるや否や。われらが足は大地を歩むにのみ用うると汝ら考えるならば、道を辿りて道を知らざるなり。

それ道は、ただに地と地を結ぶもののみに非ず、人々の心と心を結び、生きとし生くるものの法をも結ぶものなり。道を歩まんには、健《すこ》やかなる五体、ことに足の強健ならざれば遠く歩むこと難し。

また足が如何ほど強健、五体満足といえども地を伝い、草踏みわけて遠き地に衆生済度《しゅじょうさいど》に赴くには、健やかなる思い、慈愛の心、済度《さいど》せんとする衆生からも、常に学ばんとする求道の心があって、はじめて強健なる足とはなるなり。

足に光あり。汝が足は汝の楽健法を学ばんとする求道心と、衆生済度の慈悲の心が一つとなるとき、光を放ちて、闇を光に変えるものとならん。楽健法を行ずる者は、光輝楽健菩薩《こうきらっけんぼさつ》と呼ばるるなり。東西南北、赴く地に至れば、汝が足の光を求めて蝟集《いしゅう》する人々数多《あまた》あるなり。

富める者あり、数多の貧しき者あり。貧富を問わず強健なる者もあり病弱なる者もある。正にいま、死に至らんとして、なお光輝楽健菩薩にすがりつく者もあらん。此れを見、彼を見るに至って、菩薩等、如何にしてこれらの人々に光を与うるや。

あに路傍に座をしつらえて、法を説くのみにて、心の病める者、身体の病める者を救い得るや否や。言葉の伝える法のみにて、病める人を救うは、至難の技といわん。菩薩等よくわが教えるところを心眼をもって追体験し体解し、もって衆生を済度すべし。かく語りて佛、乾闥婆《けんだつば》を呼び寄せ、敷楽健曼荼羅《しきらっけんまんだら》に寝かせたまえり。

乾闥婆《けんだつば》、佛の意に従いて北枕にして、身体の左側を下にして左足を伸べ、右足を曲げて横たわり佛に合掌せり。

この時、天香芳しく妙音とともにたなびけり。

佛、微笑みてうなずき乾闥婆《けんだつば》の足許に立ちたまいて曰く、いまから楽健法を伝授するなり。

古来よりわが国にヨーガあり。ヨーガは自力自助の手段にして、いまだ発心せざる衆生には病患を癒すには、はなはだ遠き手段なり。また、手当療法あり、食養、断食あり、アーユルヴェーダあり。いずれも効多しといえども労も多くして、病の根源の因を断つには容易に至らざるなり。

宿痾を抱えて、如何なる前生の因縁によりてかくは苦しまん、と嘆くもの多し。されど病気の由縁は、精神生活の理法わきまえず、自我に気付かず、自省せず、食生活の無知なるに由ることほとんどなり。

人間の存在の法を知り、生理の根源にさかのぼりて、身体の浄化をなし、流れを整え三毒によってもたらされたる諸病を癒し、積年の疲労をとるに、楽健法こそは最良の、楽々健々の法なるべしと。

また佛曰く、楽健法はいかなる部位も左より行うべし。左より右に転ずべしと。佛、乾闥婆《けんだつば》の大腿部の付け根に、並はずれて大きく、衆人尊崇の左の御佛足を乗せて踏みたまえり。この時御佛足、光を放ちて、並みいる菩薩の眼に慈光を降りそそぎ、菩薩等の心眼開け、乾闥婆《けんだつば》の大腿部が、にわかに柔らかくなるを目撃したりき。

乾闥婆《けんだつば》、たちまちにして長年月の坐禅によって生じていた腰痛が癒え、如来の御佛足より流れ入る聖なる力が、全身を駆けめぐるを覚って、涕涙下《なんだくだ》るを止め得ず。

佛曰く、我がいま踏みし大腿部の付け根の部位をば、羝羊と名付く。身体の芯より足心に至る導管の筋なるべし。ここを左右ともにゆるめて血流、体液さかんに流動しはじめ、迷いより醒めて、向上心の湧きいずるところなりと。

次に佛、乾闥婆《けんだつば》の足はそのままにして、上半身のみ上向きにさせたまいて、左足の羝羊《ていよう》よりさらに内側の筋を踏みたまえり。乾闥婆《けんだつば》、痛きこと火を近づけたるがごとし、と覚ゆれど不思議に心地よく、神気身内に呼び戻されたるがごとし。

佛曰く、この部位を愚童《ぐどう》と名付く。これをゆるめれば、肝、腎の働きを盛んにして、婦人の生理を整え、心安けくなり、健やかな子宝を得るにいたり、自己の存在の意味に気付くなり。

次に佛、乾闥婆《けんだつば》を上向きに寝かせ、鼠蹊部《そけいぶ》より膝までを、上から下へと踏みたまえり。

佛曰く、この部位を嬰童《えいどう》と名付く。

嬰童を踏みて、生まれきたりしみどり児が、初めてこの世を見るが如く、胃腸の働き活然とし、視力も回復し素直な心が発動すと。

乾闥婆《けんだつば》、老眼なりしが御佛足が離れるやいなや、如来の御尊顔、常にも増して輝き、明らかに見ゆるを自覚して、いまここにわが不浄の身を横たえ、如来の御佛足を頂ける佛縁の不思議、有り難さを噛みしめたり。

次に佛、乾闥婆《けんだつば》の左の胸から腕の付け根を踏み、さらに指先まで御佛足にて踏み下りぬ。

佛曰く、この部位を唯蘊《ゆいうん》と名付く。唯蘊《ゆいうん》をゆるめて見えていたもの、考えていたことが行為と結ぶなり。

心臓の病も、呼吸の病もかるく癒されるなりと。

次に佛、乾闥婆《けんだっぱ》をうつぶせに寝かせたまいぬ。右の御佛足を、左の臀部より膝裏のそばまで踏み下りぬ。

佛曰く、臀部は大乗《だいじょう》と名付くなり。

大腿部から膝裏は抜業《ばつごう》と呼ぶべし。

いずれの部位にも筋肉の付け根に潜脹《せんちょう》あり。潜脹《せんちょう》とは硬く結ばれたる筋肉のふくらみにして、潜脹《せんちょう》の硬結、肥大するにつれて、筋肉は縮み、血流を妨げ、体液の流れも減少し、冷えを呼び、病を生ずる因となるべし。

病を癒すは管を通すことに如かず。

易行なり。

ことに臀部の潜脹《せんちょう》は冷えを呼びこむなり。潜脹《せんちょう》をゆるめて、難治の宿痾《しゅくあ》も断ち切るに至るなり。

心して踏むべしと。

次に佛、乾闥婆《けんだっぱ》の両足裏に御佛足にて乗りたまいて曰く、この部位をば覚心《かくしん》と名付くなり。

足裏は反対側の頭脳と知るべし。

足は実践を常に行ずる脳髄なり。

愛しむべし。

覚心は部分にして全体、全体にして部分なり。よく思案せよ。

覚心を貴び踏んで気をめぐらし、正精進《しょうしょうじん》に励むべしと。

次に佛、乾闥婆《けんだつば》の腕の付け根に御佛足を踏み与えたまえり。

乾闥婆《けんだつば》、痩せた背高き男なれば敷物に腕が密着せざるなり。

佛曰く、この部位を極無《ごくむ》と名付くなり。腕の敷物に着かざるは、胃の下垂あり。

いまだ身体硬く、なお修行の余地大なる証なり。心して楽健法を行じ、心身一如の境地を体解すべし。と申されて、極無を御佛足にて軽く踏み、光明真言の呪を唱えたまえれば、乾闥婆《けんだつば》の腕たちまちゆるみ伸びて敷物と密着す。

菩薩等、開示悟入しつつ眺めるなか、次に佛、乾闥婆《けんだつば》の頭上に廻り立ち、左肩の付け根に左足を与えたまい、御佛足の踵が敷物に触れんばかりに踏み下げぬ。

佛曰く、この部位を秘密《ひみつ》と名付くなり。諸々の病の予兆の現ずるところなり。

肩凝りは未病の便り、便秘も未病の便りなり。

あなどらず秘密を解くべしと。

次に佛、乾闥婆《けんだつば》の背に跨りて、両手を合掌の形になし、背骨の左右の筋を上より下へと押し下りぬ。

ひとは背骨と筋肉とのつりあいを失って諸病を得るなり。

全ての部位の調整は、一道の調和をはからんが為なり。

一道を触掌《しょくしょう》して愛を感じ、天地に生かされてある感謝の念が湧きおこるなりと。

佛、立ちて座にもどり、菩薩等にその慈顔をほころばせり。

菩薩等一同、追体験によりて、如来の楽健法をわが身に施されたる如く、乾闥《けんだつ》婆《ば》とともに、浄福に包まれたり。

佛曰く、病気にて夭折するは治療の理法を得ざるが故なり。

治らざる病はあらずと心得うべし。

依るところの手段なによりも肝要なり。まず、否定的な心を棄て、可能性を信ずべし。信じて楽健法を行ぜよ。

楽健法は易行にして、理法深甚の理なり。他力のヨーガなり。二人ヨーガなり。

心してこれを行じ衆生を済度せよ。

日々これを行ずれば足は光を放ち、東西南北へ軽々と歩を進め、ひとの世を共生浄土、即身成佛の光の海と転ずること必定なり。

これを与えられる者は病癒え、平安を得るのみならず、与える者も足による布施の行にて、慈愛による佛の法を知り、血気を盛んにして倶《とも》に功徳を得べしと。

楽健法経とは、こんなお経です

このお経は春のある晴れた日に、お釈迦様が弟子たちに取り囲まれて楽健法を講義し伝授している物語です。経典として伝えられてきたものではなくて、私が楽しんで創作した伝説です。お釈迦様の足は土踏まずのないべた足だという説もありますが、その大きな足は、信仰の対象となり仏足石として伝えられています。多くの人にしっかりと楽健法を伝えて発達したお釈迦様の豊かな足は、幸福のシンボルでもあります。

あなたも楽健法をしっかり習得して幸福を伝えてください。では、ご自分の足の役割について考えてみましょう。

歩くことがまず足の役割です。歩くことは健康を支えています。健康のためにモーニングウォークを実行しているひともたくさんおられます。マハトマ・ガンジーは優れた健康法として歩くことを人々に勧め、痩せた身体ながら、驚くべき速さで歩いているのを映画などで見られたことがあるでしょう。立つ、歩くのは誰でもできると思っているかも知れませんが、楽健法をしてみると、人として立ち歩く基本ができていない人が多いことがよくわかります。楽健法をするためには歩行の基礎が必要です。歩くことが下手では楽健法が上手に出来ません。楽健法を繰り返すことで、足の使い方を短期間で会得できます。

道はたんに他所の地につながるだけでなく、人々の心を結び、絆を結び、またすばらしいこと真理（楽健法）を伝えるための大切な役割をになっています。道は人間の体内の内臓や血管などの導管のような役割ももっています。道をしっかり歩き、楽健法をマスターして遠くの地へ法（真理）を伝えにいきましょう。

楽健法を他人にすることは自分の健康につながります。足はただ道を歩いて移動するためのものだけではなく、楽健法をしてあげることで疲れたひと、病めるひとの光ともなるのです。病気で苦しむ人を、闇の世界から足の光によって救いだすことができます。

楽健法を求めるひとに施すことが仏の教えを実践することです。

他人の幸福を願って楽健法をするひとは光輝楽健菩薩といわれるようになります。

世のなかには金持ちも貧しいひとも大勢いますが、病気はだれにも平等に、どんなひとにも起こります。

健康は貧富によって左右されるものではありません。しかし経済力があるひとほど食べることに贅沢ができるので、食養の大切さを知らないと病気を招く結果になります。なにが大事かを知らないことを無知といいますが、そうした無知から病気を招いたにしろ病人は治してもらいたいという気持ちで、助けられるのを待ち受けているものです。

病気は生活の誤りを正せという自然からの警告です。楽健法をマスターし、自然にしたがって生きることの肝要さを知っている楽健菩薩は、楽健法をしながら、病気を引き起こした原因となった生活のしかたについて気づかせてあげることが大事です。

しかし、説法するだけではなかなか病気は治せないのです。楽健法で循環を良くしながら正しい生活のありかたも伝えましょう。楽健法を世界中のひとびとに簡易な健康法として広めましょう。

世界には昔からいろいろな健康法が伝えられています。食べもので健康を管理する食養や、身体をほぐしたり鍛えたりする健康法、ヨーガや瞑想などはインドから世界中に広まって多くの人たちに恩恵をもたらしています。これらは自力の医学ともいえるものです。西洋医学は他力の医学で、患者には特に努力を要求しません。また治療法も世界中に古代から伝えられてきているものがあります。しかし病気になったときにどういう方法で対処するかというのは、難しい問題です。だれもが最良の治療法に出会えるわけではありませんし、効果的であっても、とてもお金や手間がかかったり、根本から病気を治すのは困難です。病気を抱えたまま、痛みなどに耐えながら生きている人も少なくありません。

病気は生活習慣が良くないこと、心の持ち方、考え方がかたよっていたりして、傲慢で反省するという気持ちが欠如していること、食生活のありかたに無知なことが原因です。

自然に沿った生き方をすれば、怒り、憎しみ、無知などから起こる病気になりません。楽健法をすれば身体は浄化する力を失わず、自然治癒力が旺盛で回復力がある元気な生活が送れます。

楽健法は循環が滞っているところをほぐして流れを取り戻すことが簡単にできる方法です。大腿部の付け根は、人間が重い上半身を支えて二足歩行しているので、からだのなかではここにいちばん負担がかかっていて、大腿部の筋肉は上半身を支えるために硬くなっています。若い女性の生理痛なども大腿部の付け根をよく踏み、柔らかくなってくると痛みがなくなります。腰痛も足の付け根とお尻側の筋肉、背中の筋肉が硬くなって起こってきます。

乾闥婆は老眼になっていましたが、嬰童を踏まれている間にどういうわけか視力が回復して如来のお顔がくっきりと見えるようになったと書いていますが、楽健法をしてもらったら老眼鏡をかけないで、細かい文字がはっきり読めたという体験をされるかたがよくあります。

からだの筋肉がゆるみ、管が開いて血流が良くなると、その場で視力が良くなるのです。

楽健法は二人が交代しながら足で踏みあうので、初めてのときには、抵抗を覚えるひともいますが、踏み合いをはじめると、ほとんどのひとがたちまち笑顔で楽しそうに楽健法をするようになります。

お釈迦様の楽健法を見ているだけで、そのまま自分が体験しているように理解していける、開示悟入とはそういうことです。一道（背骨）がまっすぐに保たれないと体調が悪くなってくるひとが多いのですが、背中だけ触って背中のゆがみを治すことはできません。背中が曲がるのではなく全身の筋肉のあちらこちらに潜脹ができて、筋肉が縮むので、筋肉にゆとりがなくなり、背骨が筋肉に引っ張られて縮んでゆがみが生じるのです。楽健法で全身を踏んで筋肉を緩めることで、背骨はゆとりができてまっすぐのびるようになります。楽健法をしていると愛の心が自然と芽生えて、人間がいとおしく感じられるようになります。

若くして死ぬことを夭折するといいますが、道理にかなった治療をすれば、死なないで治ったろうにと思われるケースも少なくありません。治療の理法を得ざるが故なり、とはそういうことです。

病気になったときに、東洋医学か西洋医学にするかなど考えないのが現実です。ほとんどの人が、西洋医学の病院へ行って治療を受けることが普通で、そこにはなんの疑念もありません。検査につぐ検査で、標準ではない数値が出てきたら、たとえ本人がどんなに元気だったとしても、治療が必要だということになります。

病気を治すのではなく、標準の数値に合わせるために薬を飲まされたりするのです。

「依るところの手段なにより肝要なり」、というのは間違った危険な方法を選べば健康を損ないますから、楽健法のような実行しやすい（易行）で、からだに優しい手段で、硬くなっている筋肉をほぐし、循環をよくして流れを回復させようということです。

「病を癒すは管を通すことに如かず。易行なり。」という簡明な原則をしっかり心にたたんで、楽健法の原理を深く考察すればするほど、理屈にかなった優れた治療法であり、健康法であることが理解していただけることでしょう。

自分でヨーガをして身体を改善しようとすれば何ヵ月もかかる効果が、楽健法では他人に詰まった管を直接踏んでゆるめてもらえるので、短期間で循環をよくすることができます。その意味で楽健法は他力ヨーガだと言えるのです。

楽健法を覚えて、多くのまだ楽健法を知らない人たちに光明をもたらしてください。ひとはだれでも、ものをあげるよりもらうほうが好きなものですが、楽健法を覚えると、他人の喜ぶ顔を見たいと、損得をはなれて楽健法をしてあげたいと思うようになるのも不思議な効用だといえます。気軽に外国へも足を伸ばして楽健法を教え広めることができれば、世界中のひとたちが楽健法を体験し、理解して、みんな明るい暮らしを送ることができるようになることでしょう。

パート3

楽健法経

偈

【基本の踏み方】

楽健法は施無畏です

楽健法を学び行ずる者
病を癒し人間を癒す
無畏を施し慈愛を自覚させる
たとえ病む者といえども
他者を癒やさんとして
楽健法を学び行ずれば
自らの病が癒されること必定
他者の救済は自らの救済なり
楽健法を行ずれば
光の人となる

ここからはお経では偈といいますが、長い経文の内容をまとめ、詩の形式で簡潔に覚えやすく書くのがインドの伝統的な書き方です。アーユルヴェーダなどの古典もそういう形式で書かれていて、詩の部分をシュローカといいますが、人間生活に役立つ教えを詩として表現し暗唱しやすく書かれているのです。インドのアーユルヴェーダの医師や教授などは、子供の時から繰り返し暗唱しているので、なにかを質問されると、有用な知識として、関連するシュローカが口をついてすらすらとでてくる人が多いです。

無畏《むい》を施す、というのは、僧侶や医者は正しいことを教えて不安感をなくしてあげることが天職としての役割で、不安になるように仕向けないということです。

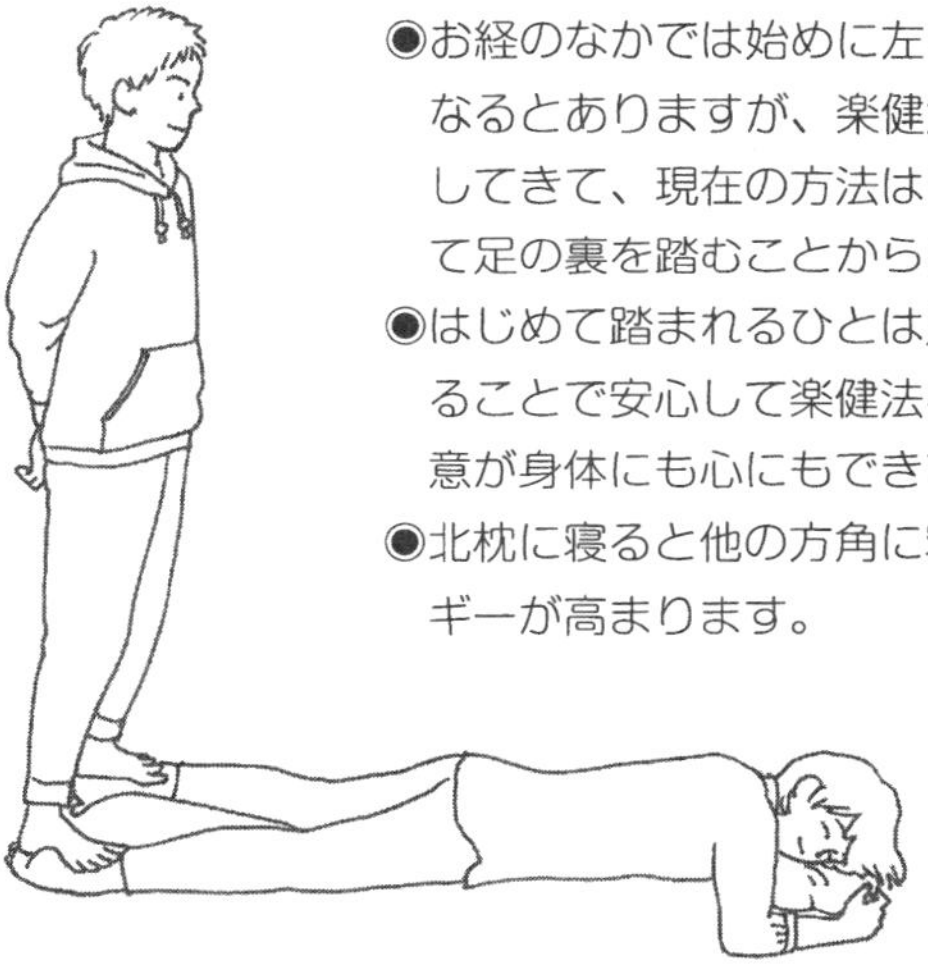

◉お経のなかでは始めに左を下にして横になるとありますが、楽健法は工夫し進歩してきて、現在の方法はうつぶせになって足の裏を踏むことからはじめます。

◉はじめて踏まれるひとは足裏から踏まれることで安心して楽健法を受け入れる用意が身体にも心にもできてきます。

◉北枕に寝ると他の方角に寝るよりエネルギーが高まります。

たとえ病気になっても、自分を救ってほしいと他人にすがりつくだけではなく、どんな状況におかれていても、楽健法を覚えて困っている人を救うという大きな気持ちをもって生きる、そのことが自分自身をほんとうに救うことになるのです。脅して恐怖心を植え付けるようなことは、天職にそむく行為なのです。

楽健法をすれば足が丈夫になり踏む人がもっと健康になります。

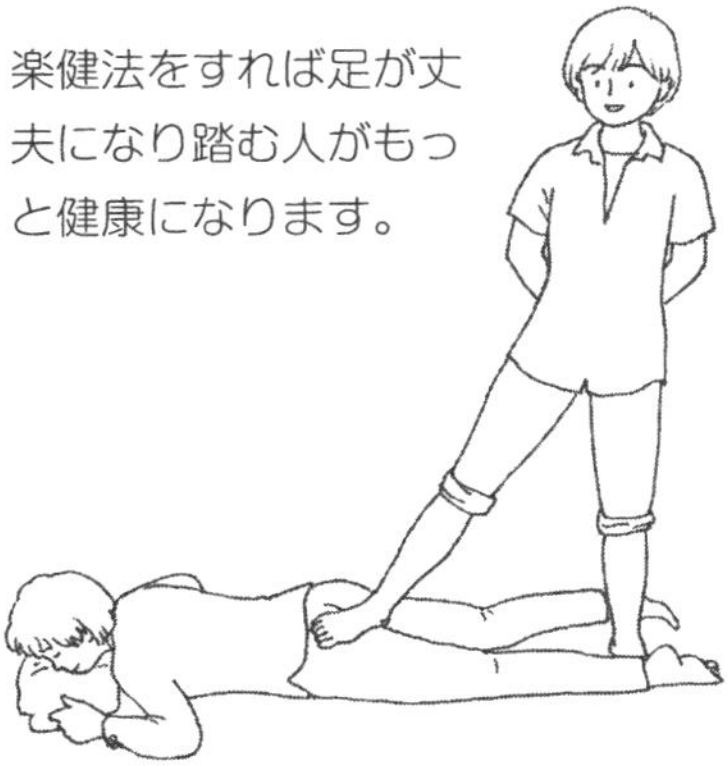

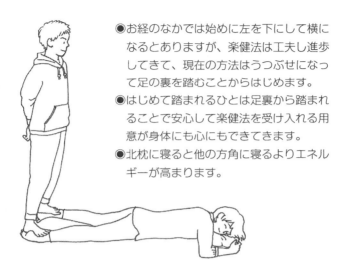

楽健法の急所名

羝羊 左、右（正思惟）

愚童 左、右（正業）

嬰童 左、右（正見）

唯蘊 左、右（正見）

抜業 その一 左、右（正命）

抜業 その二 左、右（正命）

羝羊とはストレイシープ（迷える子羊）で、人間の出発点。迷いの裡に生きて向上心が目覚める。魂の向上への原点・原罪で全てここより始まる。

愚童とは目覚めかける段階。自己の存在の意味に気づきはじめる。ここを踏むと腎の働きを助ける。女性にあっては生理を順調にする。向上の具体的第一歩である。

嬰童とはみどりご。ここを踏むと視界が判然とし、素直な心のはたらきを持つようになる。

唯蘊にいたって見えていたもの、考えていたことが行為となる。からだは力むことなく心臓も呼吸もかろやかになる。

修業も板につき業をきることも可能となる。骨盤のなかにひそむ潜脹がゆるんで初めて体質の改善が可能となる。

姿勢のわるいへっぴり腰では何事も満足にできない。抜業全体を外側から充分に踏み、最後に骨盤の上部の背筋を呼吸に合わせて深くゆっくり圧す。

大乗　左、右（正精進）

覚心　前、後（正精進）

一道　（正念）

極無　左、右（正語）

秘密　左、右（正定）

荘厳　（正定）

大乗にいたって佳境に入ってくる。舟をこぐようにゆっくり大きなローリング大乗をやって腰（姿勢）が決まる。

足のうらは反対側の頭脳である。足は実践しかしない頭脳だ。覚心を踏むことによって治療気（エネルギー）は全身をかけめぐる。とくに足首のかたい人は後向きで覚心をよく踏む。

背骨と筋肉のつり合いを失って諸病を得る。全ての治療点は一道の調和のためにある。一道を触掌して愛を感じ、触れられて感謝の心が湧いてくる。

からだのかたい人ほど極無はきつく感じる。そういう人には掌圧する。極無がゆるんでくると心がひろく感じ、呼吸も軽くなる。

秘密とは如来の知恵。楽健法もここで仕上り。からだのなかで何かが起き始めている（自然治癒力）。いつとは知らずそのことに気づく有難さ。

荘厳とはかざりたてることではない。身も心もきれいにすること。まわりもよく清掃すること。楽健法の最後に背中を大きくさすって邪気を払い清浄であれと念じる。深い感謝の心が生まれる。

羝羊

【ていよう】

受者は北枕に横たわれ
枕をして身体の左側を下にし
左足を伸ばせ
右足を曲げ
与者は足許に歩幅広く立ち
左足で
羝羊の付け根を踏み下がれ
一息一踏み

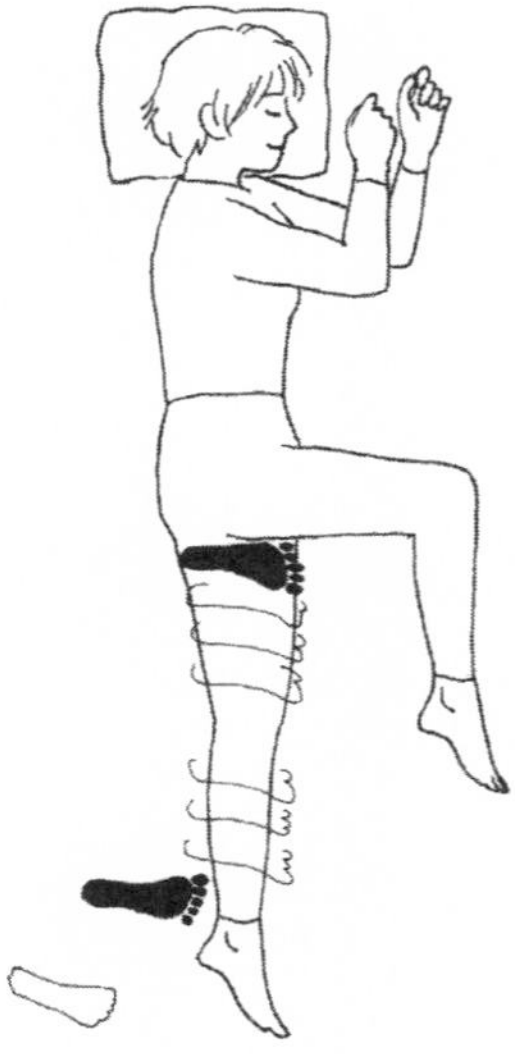

◉足裏を踏んだら次に枕をして横向きになります。黒い足裏の印の位置に立って、両足を肩幅より大きく広げて、踏むというより体重移動して楽健法を行います。踏む足の位置もですが、立つ位置が大事です。

◉図の足裏の位置をみれば踏む人の立ち方が判断できますね。

◉先に踏むのは薄い線の足の中心線、ここを踏む人は後ろ向きに立って外側の線の部位をゆるめるように踏み下がります。

◉踏む人は広く足を開いて立ち、左足の大腿部に左足をのせて膝を曲げないで、体重を左右へ移動させて踏んでいきます。

ゆっくりと踏み放せ
次に
右に転じて繰り返せ

羝羊は、本人に自覚はなくても、全身の重力を受けて、負担の大きい部位ですから、足の付け根は疲れがたまっています。だれでも付け根が硬くなっていますので、始めはやさしく痛くない程度に踏みます。生理痛も軽くなり、妊婦も産道がゆるんで安産になります。

たいていのひとは足の付け根の筋肉が硬くなって身体の管が締め付けられ循環が悪くなっています。足の中心部の硬いところをくりかえし踏んでゆるめてあげます。

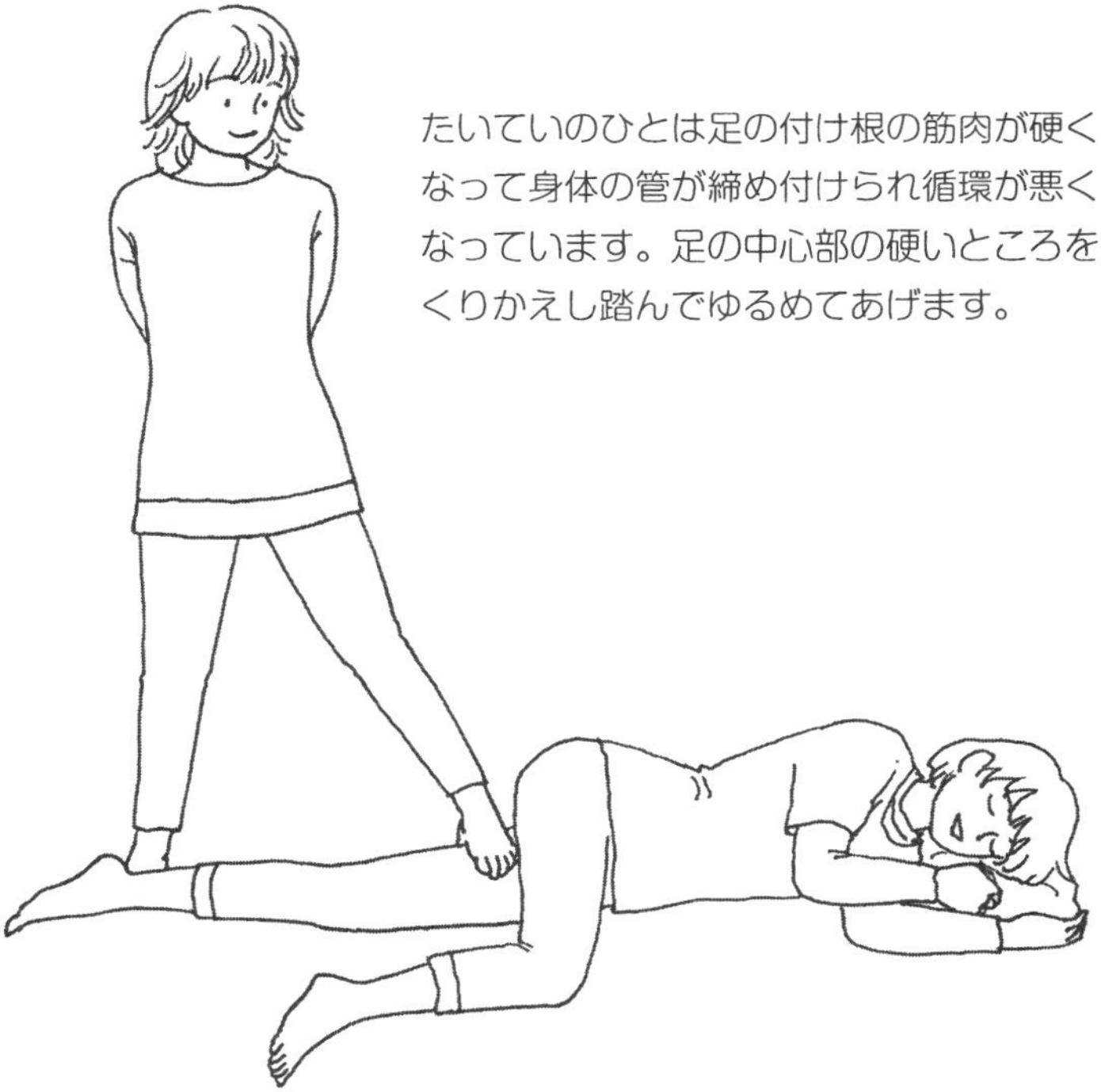

愚童

【ぐどう】

受者は足はそのままにし
上半身を上向きにせよ
与者は右足を
受者の右踵そば
左足にて
愚童を踏み下がれ
大腿部の付け根を
よく踏むべし

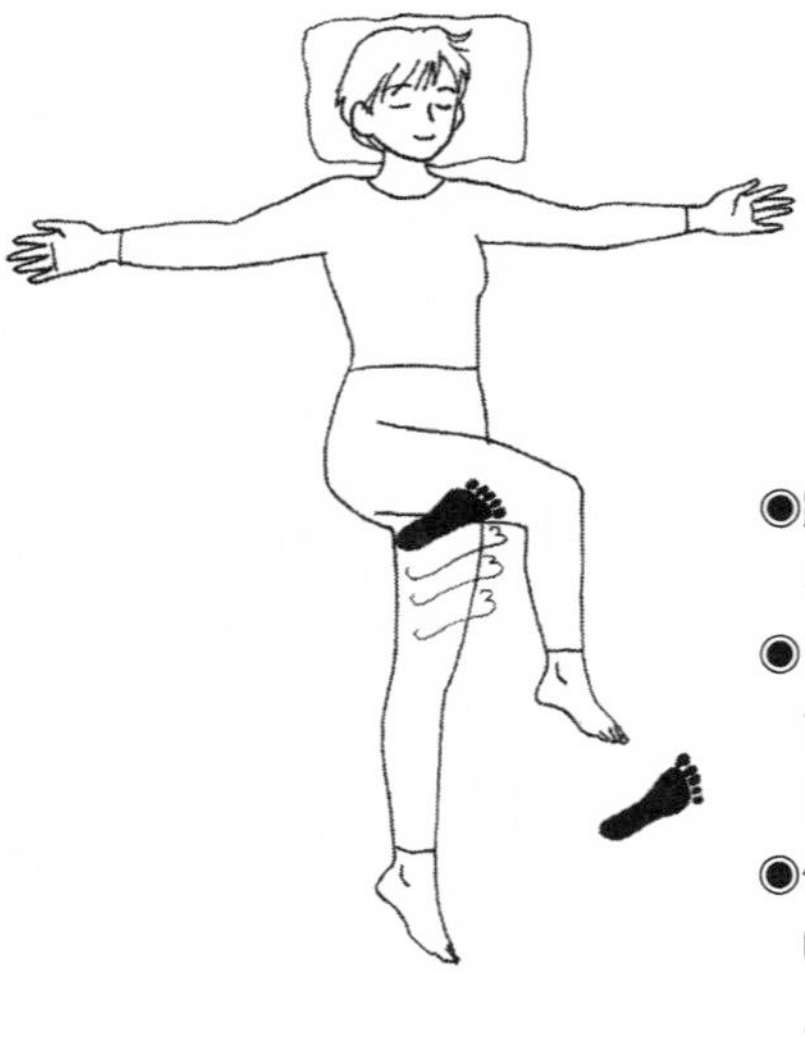

◉踏む人の利き足の位置によって当たる場所に違いが出てきます。
◉右図、左図のようにやや離れて立ち、相手の身体をやや向こうへ起こし気味に踏むとよく効きます。
◉仰向けに寝かせて鼠径部を十回ぐらい踏んだら、膝の近くまで足の幅ほど下がりながら五回ずつ踏みます。
◉膝近くまでいったら、また鼠径部にもどって同じ動作を３回以上くりかえしましょう。

次に
右に転じて繰り返せ

愚童をよく踏むと、肝腎の疲れや、便秘、生理痛、腰痛などが改善されます。とても痛い部位で踏むのに注意をしなければいけない、むずかしいところです。この奥の筋肉が硬く肥大すると、全身の循環が弱まってきます。女性の子宮の病、生理痛も丁寧に何度も踏んで緩めると痛みが消えていきます。ここをやさしく回数を多く踏んで柔らかくしてあげると、その場で生理痛がなくなったりします。

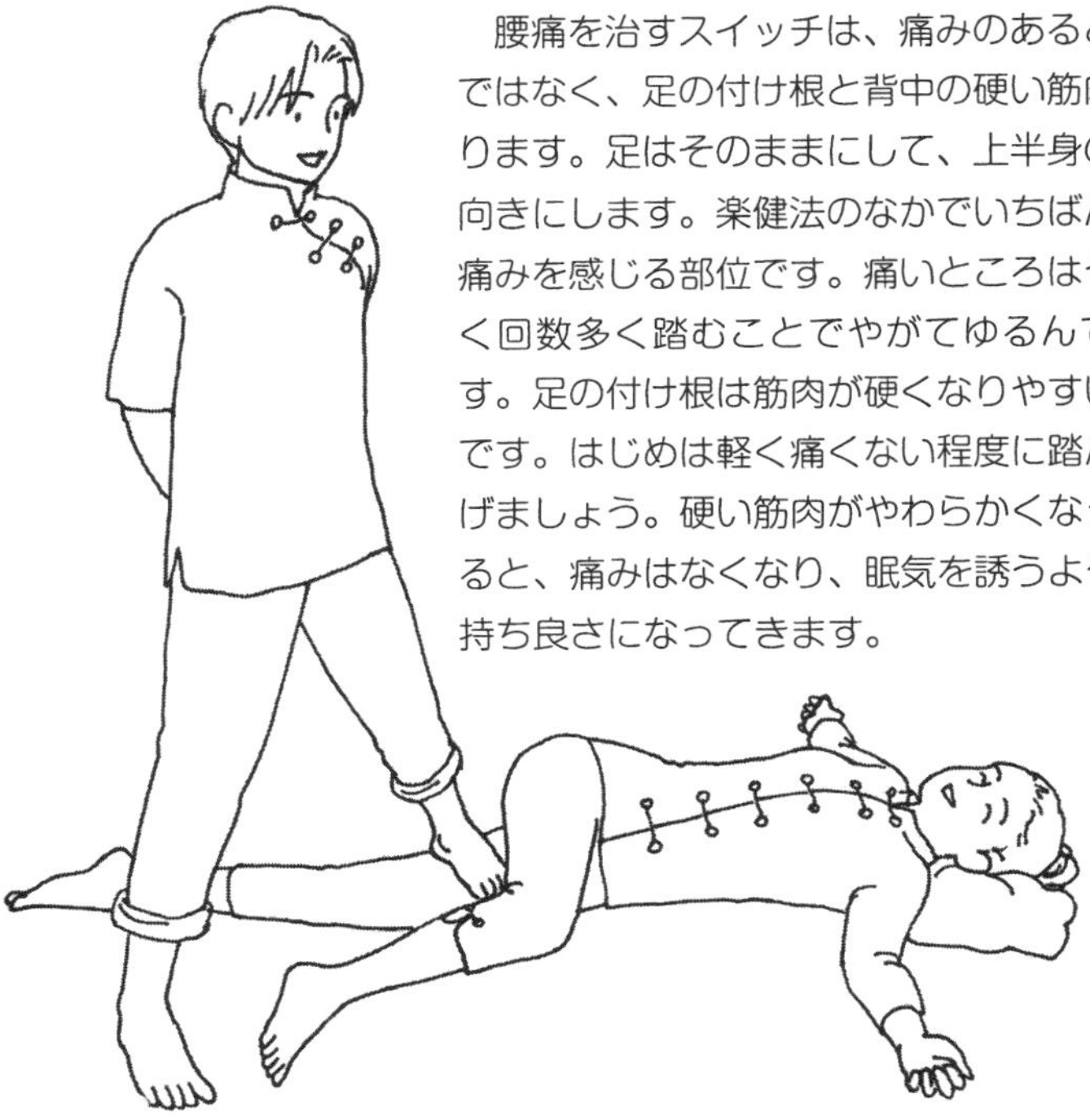

腰痛を治すスイッチは、痛みのあるところではなく、足の付け根と背中の硬い筋肉にあります。足はそのままにして、上半身のみ上向きにします。楽健法のなかでいちばん強く痛みを感じる部位です。痛いところはやさしく回数多く踏むことでやがてゆるんできます。足の付け根は筋肉が硬くなりやすい部位です。はじめは軽く痛くない程度に踏んであげましょう。硬い筋肉がやわらかくなってくると、痛みはなくなり、眠気を誘うような気持ち良さになってきます。

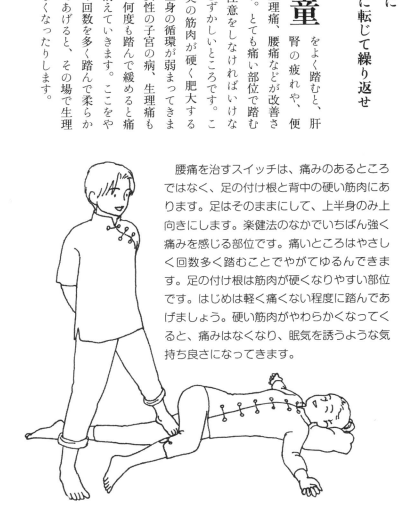

嬰童

【ようどう】

受者を上向きに寝かせよ
与者は左足にて
受者の嬰童を
鼠蹊部から
膝まで踏み下がれ
鼠蹊部《そけいぶ》を
ゆっくり深く踏め
一踏み一音

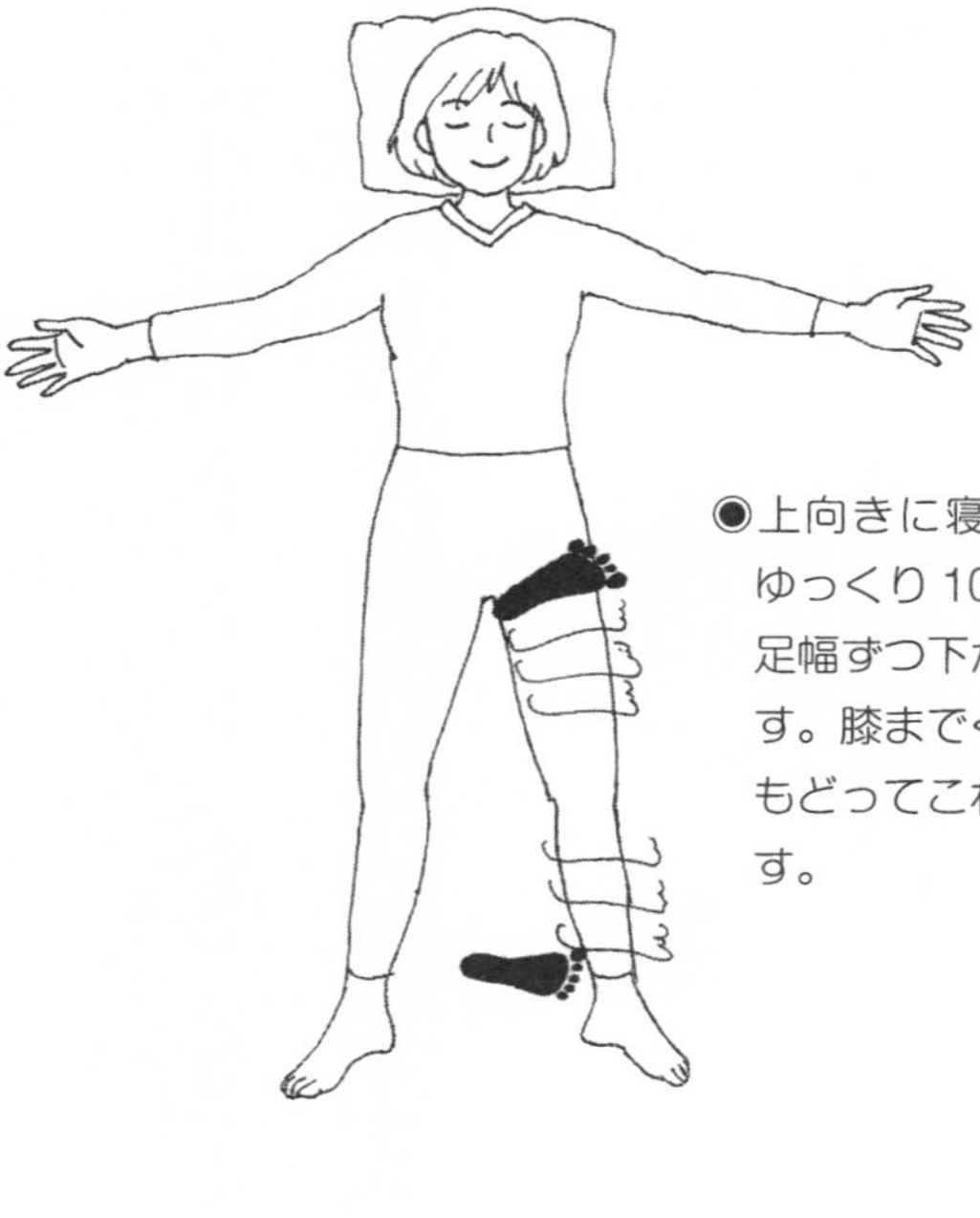

◉上向きに寝かせて、鼠径部をゆっくり10回ぐらい踏んだら足幅ずつ下がって踏んでいきます。膝までくるとまた鼠径部へもどってこれを数回繰り返します。

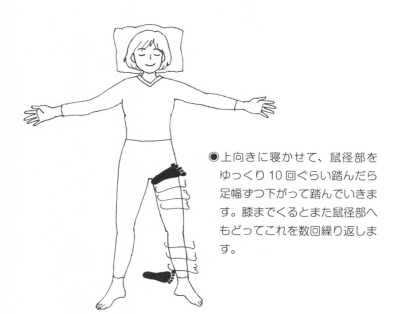

光明真言唱うべし
次に
右に転じて繰り返せ

嬰童をよく踏むと、胃腸の働きが改善され、眼も踏まれた直後から、よく見えるようになったという人がいます。やさしい気持で楽健法をすれば痛くないものです。足の付け根の鼠径部のところを重点的に、繰り返し踏んでから、膝のほうへ下がっていきます。膝に近づくほど痛がりますから、やさしく軽くゆっくり踏みながら膝近くまで下がっていきます。これを三往復してください。

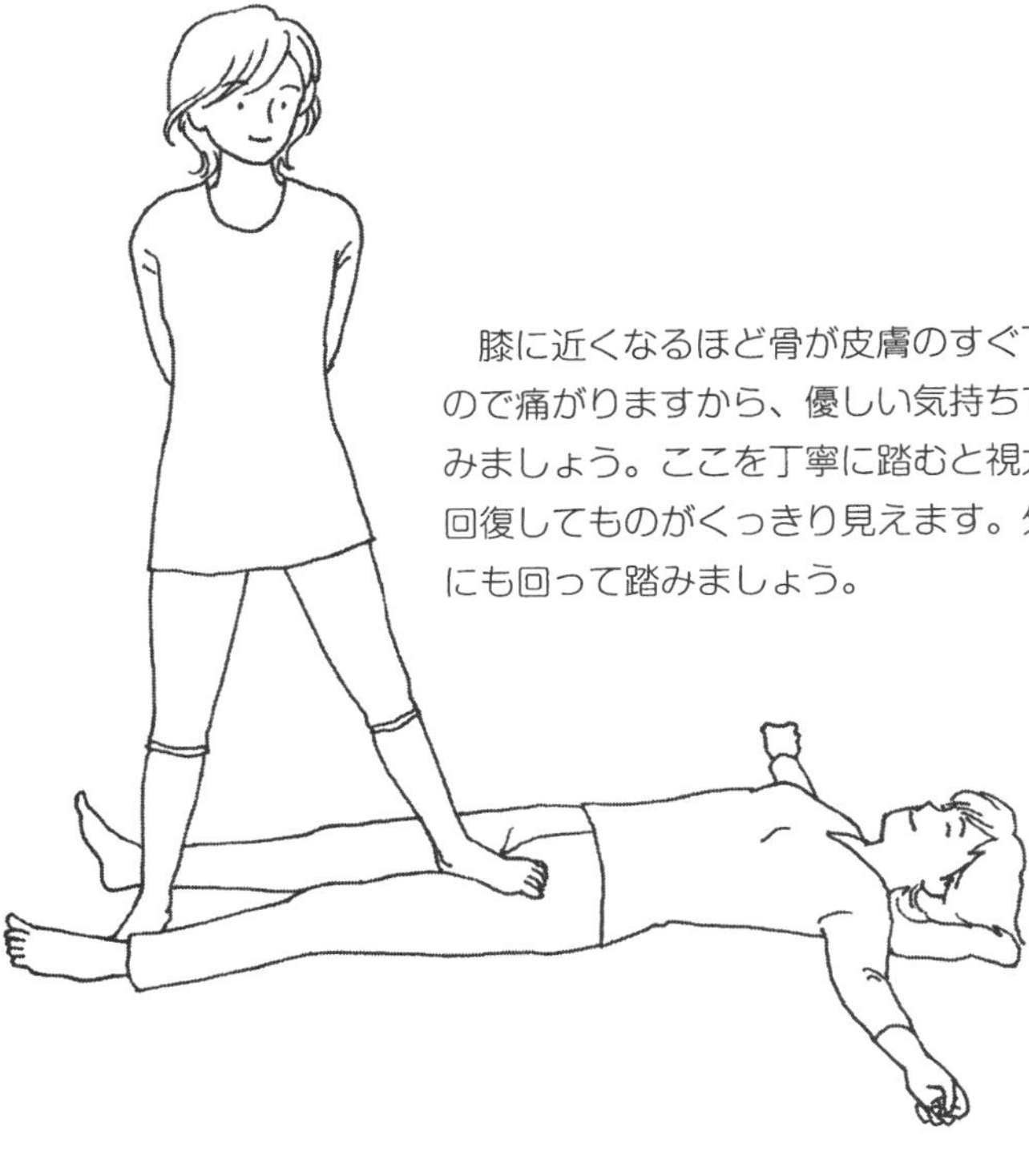

膝に近くなるほど骨が皮膚のすぐ下なので痛がりますから、優しい気持ちで踏みましょう。ここを丁寧に踏むと視力が回復してものがくっきり見えます。外側にも回って踏みましょう。

唯蘊

【ゆいうん】

受者は上向きにて
両手を大の字に伸べよ
与者は
右足は受者の手首そば
左足で
胸から腕の付け根
手先まで
唯蘊をゆっくりと踏め

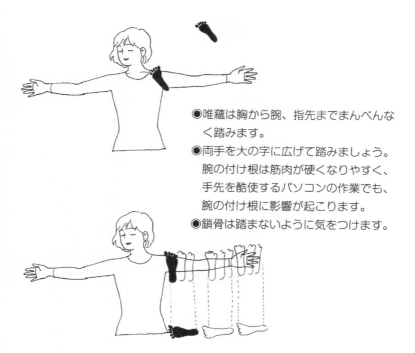

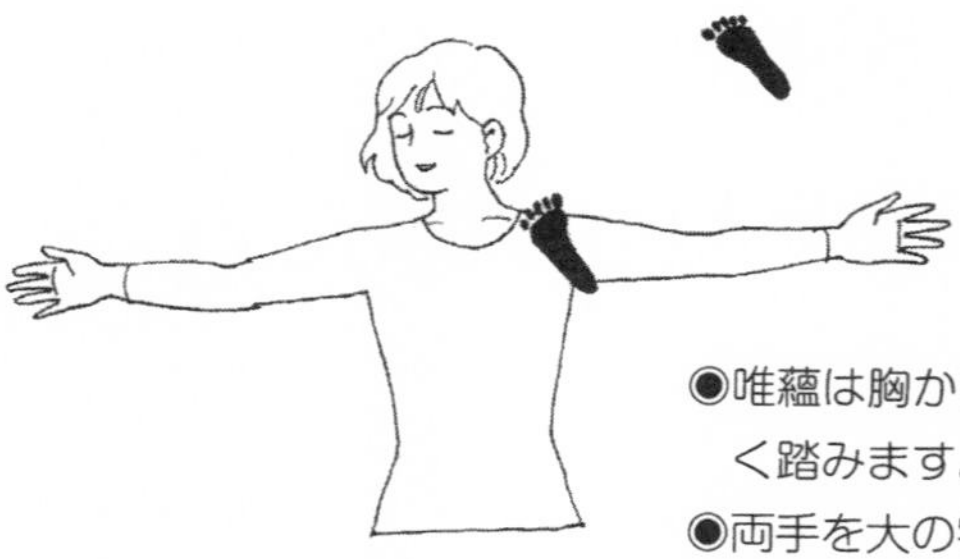

◉唯蘊は胸から腕、指先までまんべんなく踏みます。

◉両手を大の字に広げて踏みましょう。腕の付け根は筋肉が硬くなりやすく、手先を酷使するパソコンの作業でも、腕の付け根に影響が起こります。

◉鎖骨は踏まないように気をつけます。

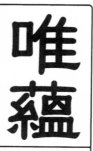

次に
右に転じて繰り返せ

唯蘊

胸部から腕にかけて緊張があると、肺とか心臓をまわりの筋肉が締めつけて肺の運動するゆとりや、心臓の動く余裕を少なくします。楽健法で腕や胸の筋肉がゆるむと、喘息の発作も起こらなくなってきます。五十肩で腕が上がらなかったのに、楽健法講習会で初めて踏みあいをして、腕が上がってびっくりする人もいます。

小児喘息などのこどもは夜の食事を抜くと、その晩は発作が起きなくなります。喘息は胸や背中が緊張しているところへ、食べたものが胃袋を膨らまして下から肺を圧迫することで発作が起こります。だから夕食を抜くとその夜は発作が起きないのです。病気はゆとりのないことが原因で起こっているのです。聞き分けができる子どもは、相談して夕食を早めに少しだけ食べるか抜くかして、これを10日も続けると、少々食べても発作を起こさなくなって、やがて喘息から解放されます。断食が病気を治すのも、内部から浄化してゆとりを作るからです。

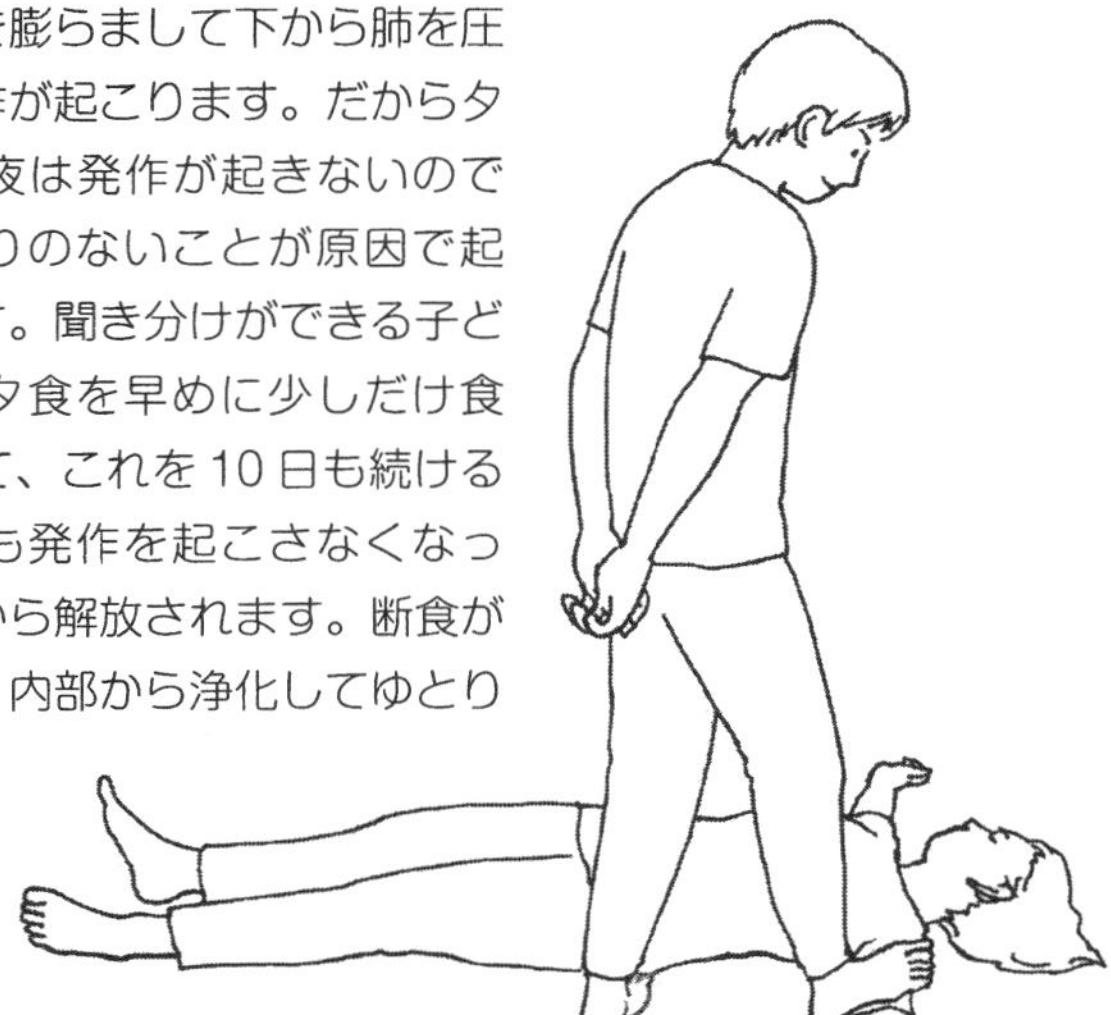

抜業

【ばつごう】

受者はうつぶせ
与者は
受者の両足間に立ち
右足にて
受者の左の尻から足まで
抜業から大乗へと
踏み下がれ
硬い部位は繰返し

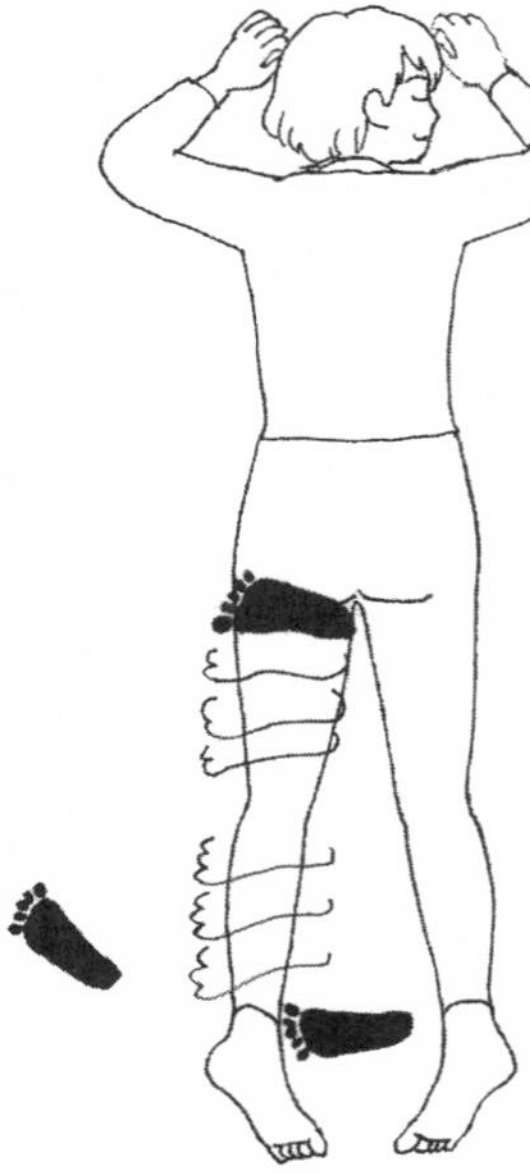

◉抜業は両足の間に立って踏み、次にやや離れて立って踏みましょう。
◉腰痛で困っている人はみんなこのあたりが硬くなってきて、ここの硬さがある限度を越えたときに腰痛がおきるのです。

丁寧に踏め
次に
右に転じて繰り返せ

抜業

楽健法でこの部位を丹念に踏めば、腰痛は素早く解消する場合が多いです。人間は二足歩行するために、上半身の重みをすべて足で支えていて、その負担で太股の付け根やお尻の筋肉が硬くなっています。筋肉が硬くなると縮んできて、骨が引っ張られて収まりが悪くなって骨格もゆがんでくるのです。筋肉を楽健法でゆるめることで骨格も正常にもどります。

ここを触ると鰹節のような硬くなった筋肉に触る人が多いです。

お尻をよくほぐし、足の外側のこのかたまりをほぐし、背骨の両側をほぐすと腰痛は消えていきます。

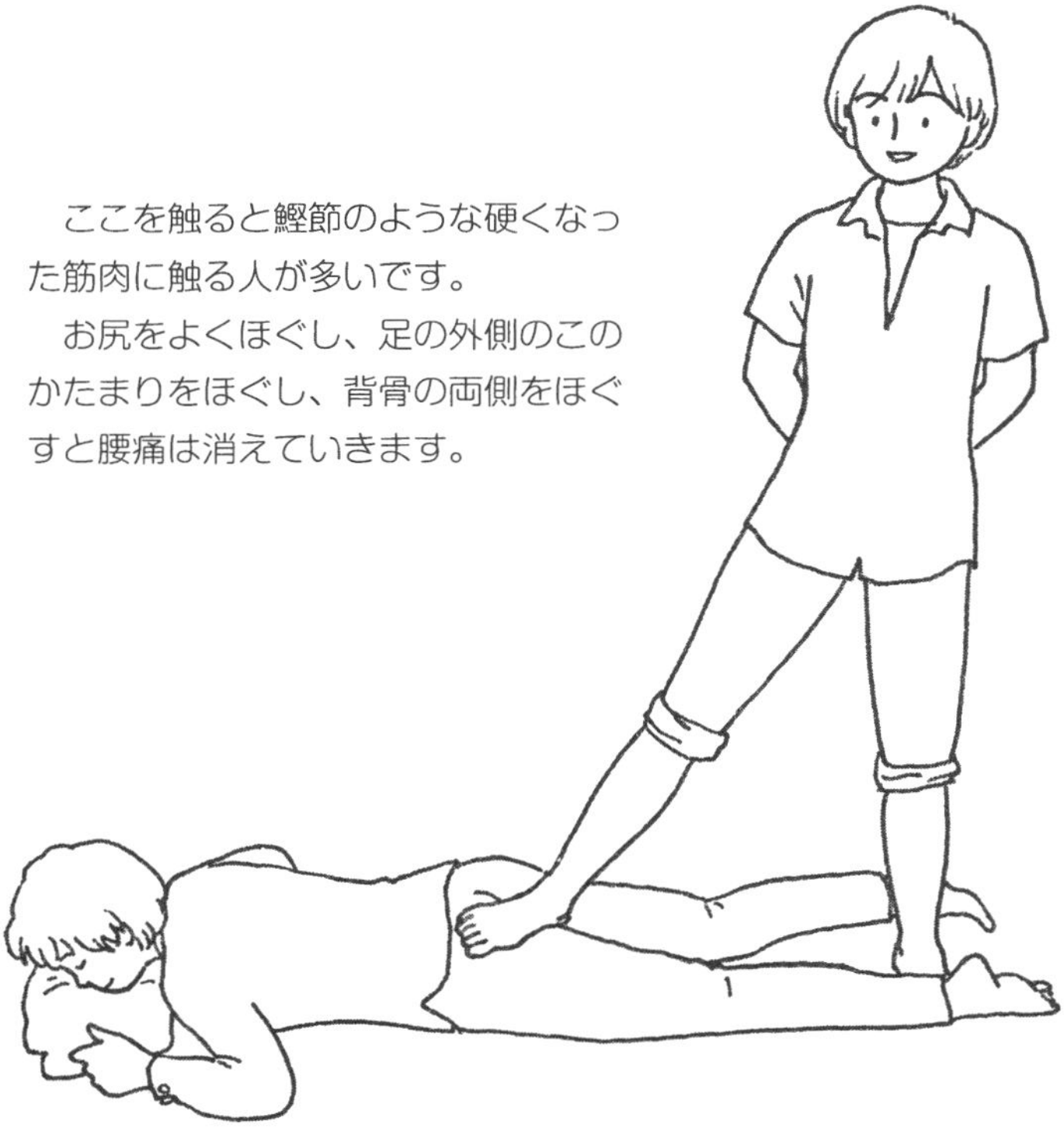

大乗

【だいじょう】

与者は
受者の左外側に立ち
右足にて
抜業から大乗へと
尻から足へと踏み下がれ
腰痛には
大乗にことに念を入れ
硬き部位を

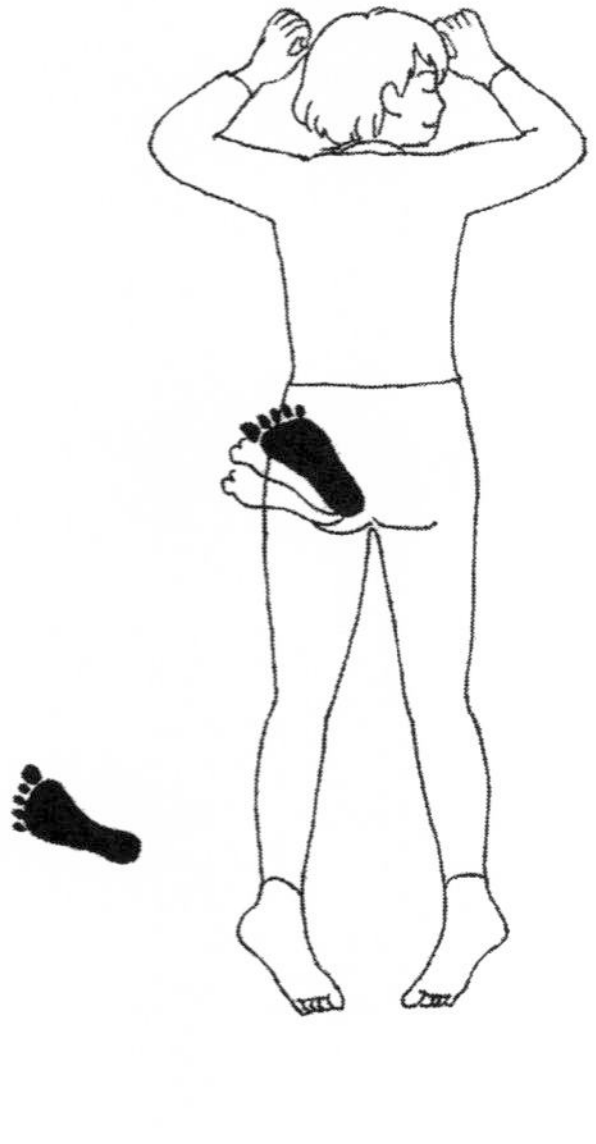

◉腰痛緩和の大事なポイントです。足裏に硬い細長い筋肉の塊が触れたら、よくほぐしましょう。

◉足裏でやさしく踏んでも痛がる場合は、手の親指で、指圧ではなく、ごく軽く押さえて指の重みでなでるように痛みが消えるまで、マッサージをします。

◉ 20 分から 30 分ぐらいの時間をかけると、必ず痛みがとれてきます。根気よくやってあげられるかどうかですね。

丹念にほぐすべし
次に
右に転じて繰り返せ

大乗

ぎっくり腰を起こしたひとは、ここの筋肉を指圧すると飛び上がるほど痛がります。足裏でやさしく繰り返し踏むと、痛みも取れて指圧してもはじめほど痛くなくなってきます。ここの痛みが減ってきたら、歩いてごらん、といって立ち上がってもらうと、あれっ！　腰の痛みが取れた、とたいていのひとはびっくりされます。

図のような踏み方と、相手の真横にすこし離れて立ち、右の足で向こうに押し気味に踏んであげることもできます。足がだるくなれば左足で踏みます。スリップしない位置に立って、楽な姿勢で踏みましょう。

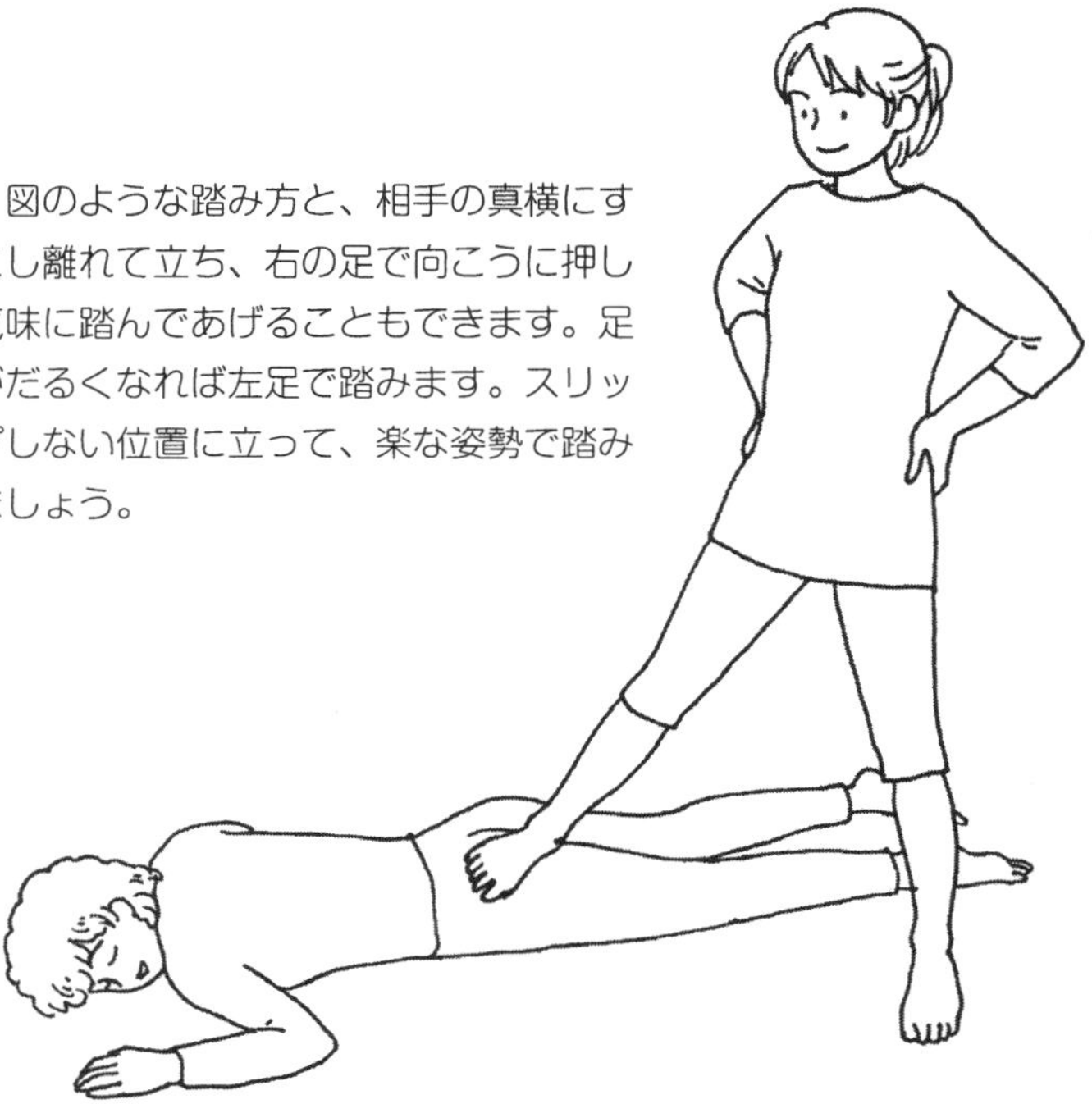

覚心

【かくしん】

受者はうつぶせ
与者は
足の裏覚心を踏め
多忙にて
暇なしといえども
足裏は全身調和の秘点なり
怠らず日毎励むべし
後ろ向き

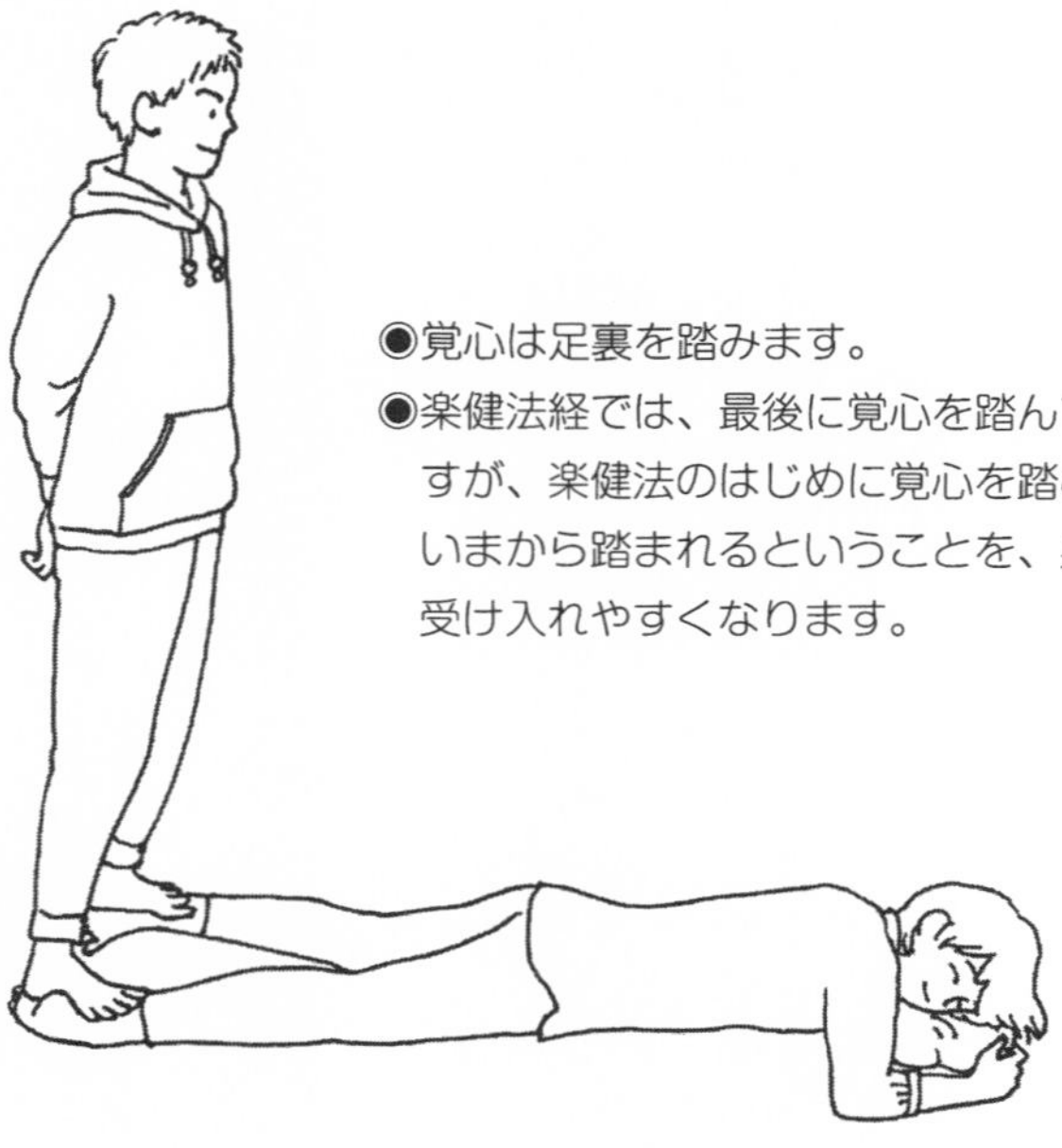

◉覚心は足裏を踏みます。

◉楽健法経では、最後に覚心を踏んでいますが、楽健法のはじめに覚心を踏むと、いまから踏まれるということを、身体が受け入れやすくなります。

踵にて
上下しつつ踏め

覚心

からだの循環は足裏だけ丹念に治療しても全身に効果が巡ってきますが、硬い部位を直接踏んでほぐし、さらに全身を踏んでほぐしていくことの効果の大きさは歴然としています。乾闥婆のように敷物に腕が密着しないひとは胃下垂のひとが多く、楽健法をすると、腕がぺたんとつくようになり、便秘や冷えが改善されて、体調が良くなってきます。

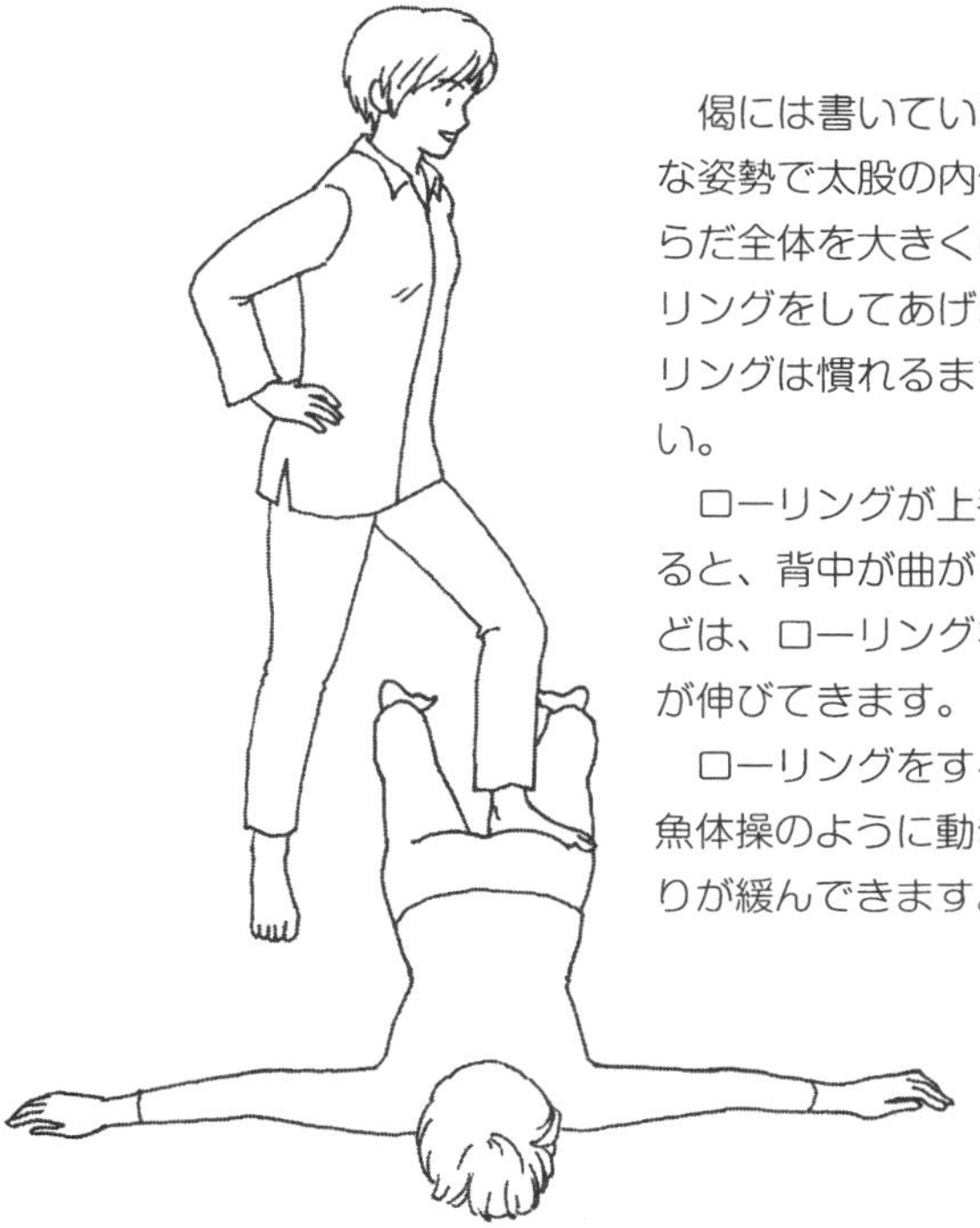

偈には書いていませんが、図のような姿勢で太股の内側に足を乗せて、からだ全体を大きくゆさぶるようにローリングをしてあげましょう。このローリングは慣れるまでは軽くしてください。

ローリングが上手にできるようになると、背中が曲がっているお年寄りなどは、ローリングをするだけで、背中が伸びてきます。

ローリングをすることで、背骨が金魚体操のように動き、全身の筋肉の凝りが緩んできます。

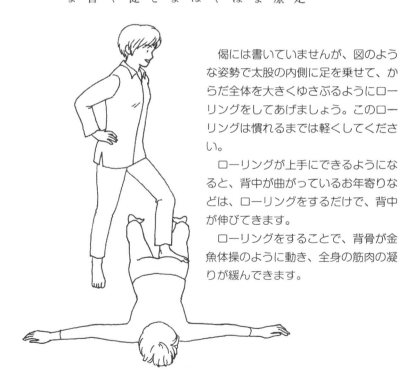

極無

【ごくむ】

受者はうつぶせ
両腕を大の字に伸ばせよ
与者は
受者の左手首そば
右足にて
極無をゆるく踏め
肩から腕を
手先まで踏み下がれ

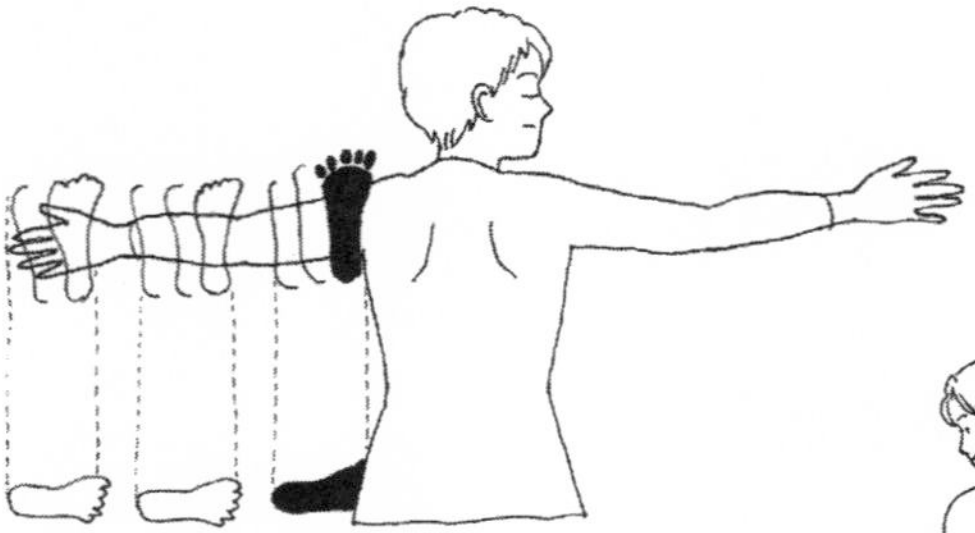

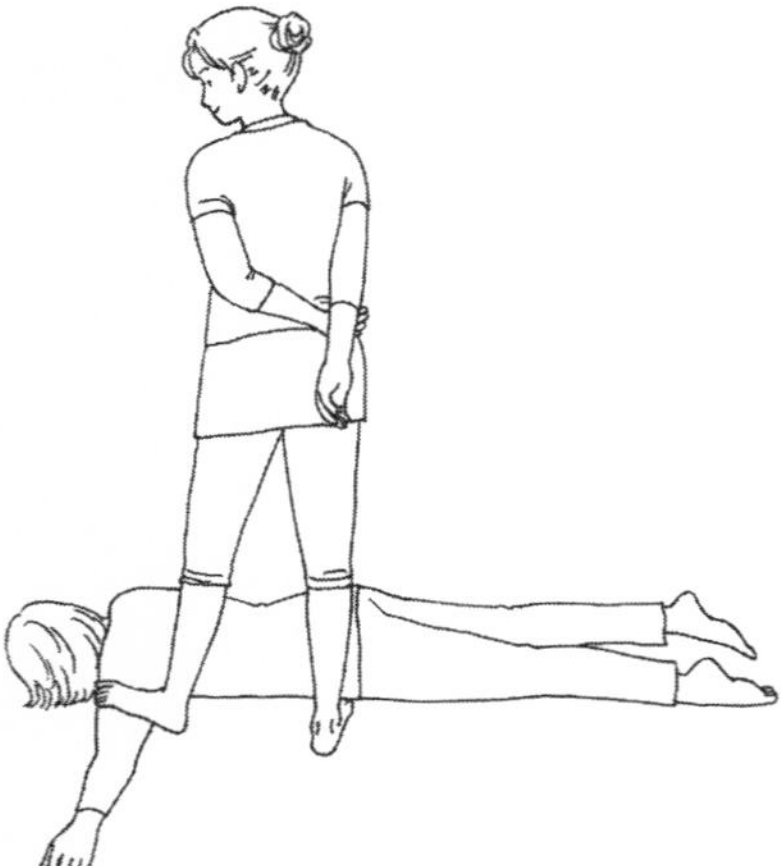

◉極無は肩甲骨の上を踏み、腕から手先まで下がっていきます。指先も静かに丁寧にいたわるような気持ちで踏んであげましょう。
◉便秘の人は腕が硬い場合が多く、よく踏むと便通があります。

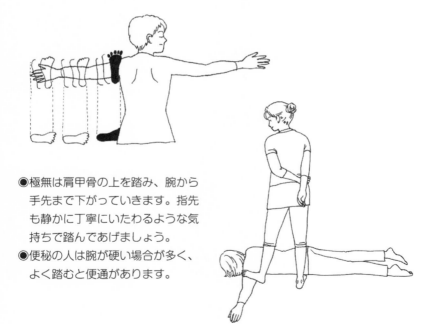

次に　右に転じて繰り返せ

極無　腰痛で動きづらいとか五十肩で腕があがらなくて、長い間いろいろな治療を試みてもよくならないという人がよくおられますが、楽健法をすると、踏んでいる間に腰痛の痛みが取れたり腕があがったりしてびっくりされます。楽健法は他の治療法では触らない、悪くなる原因となっているいわば根っこのところを時間をかけてゆるめるので、その場で改善することが多いのです。

触って欲しいところを踏んでもらったという気持ちがするのは、根っこに足が行き届くからです。楽健法は専門家でなければできないというものではなく、だれもができて、しかも専門の療術師が出来ない、あるいはしない施術ができるのです。子供がしても効果があるのが楽健法です。

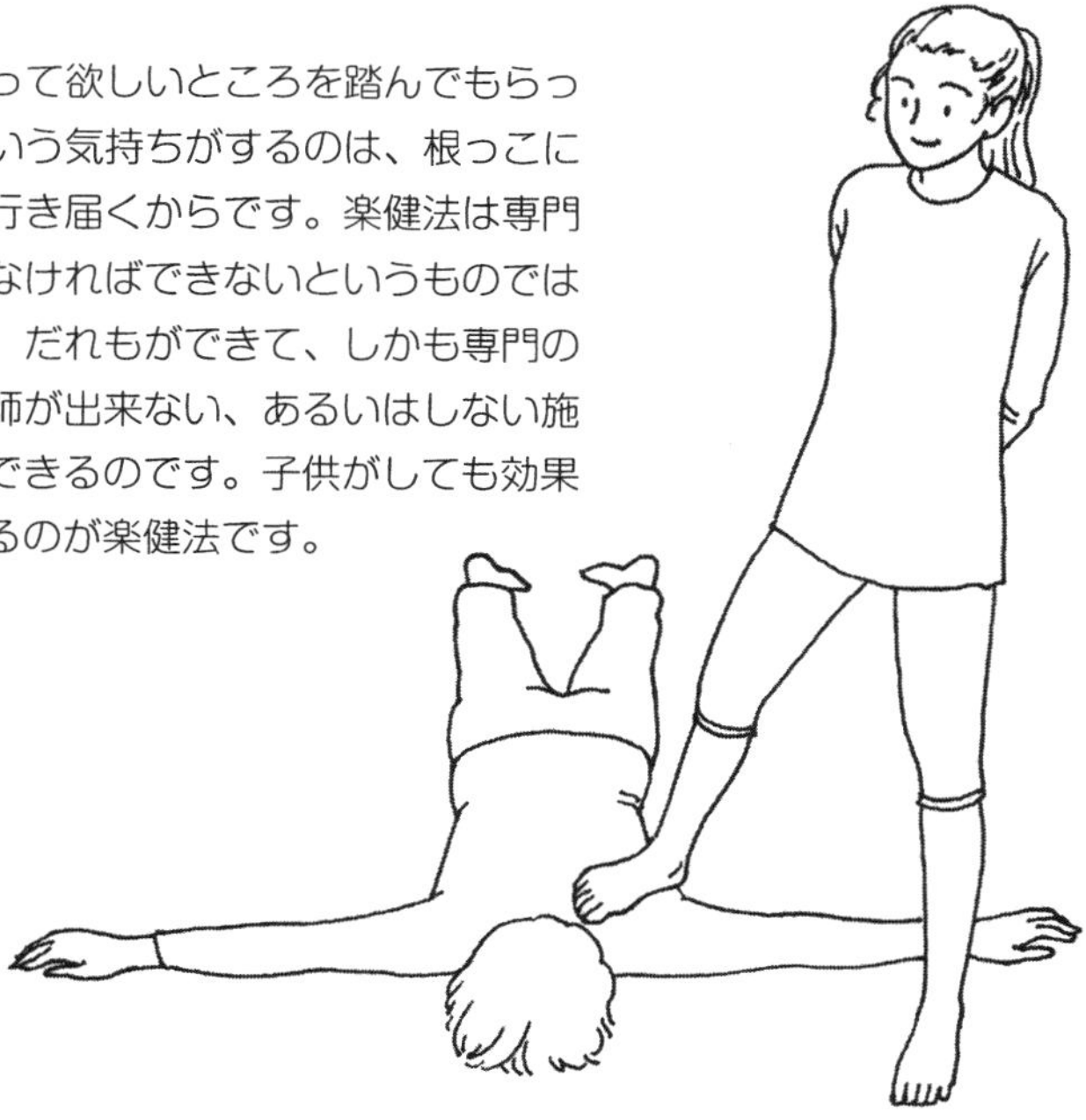

秘密

【ひみつ】

受者は
そのままの姿勢にて
顔を右に向けよ
与者は
受者の頭部左肩上に立ち
左足にて
受者の左肩
秘密を踏め

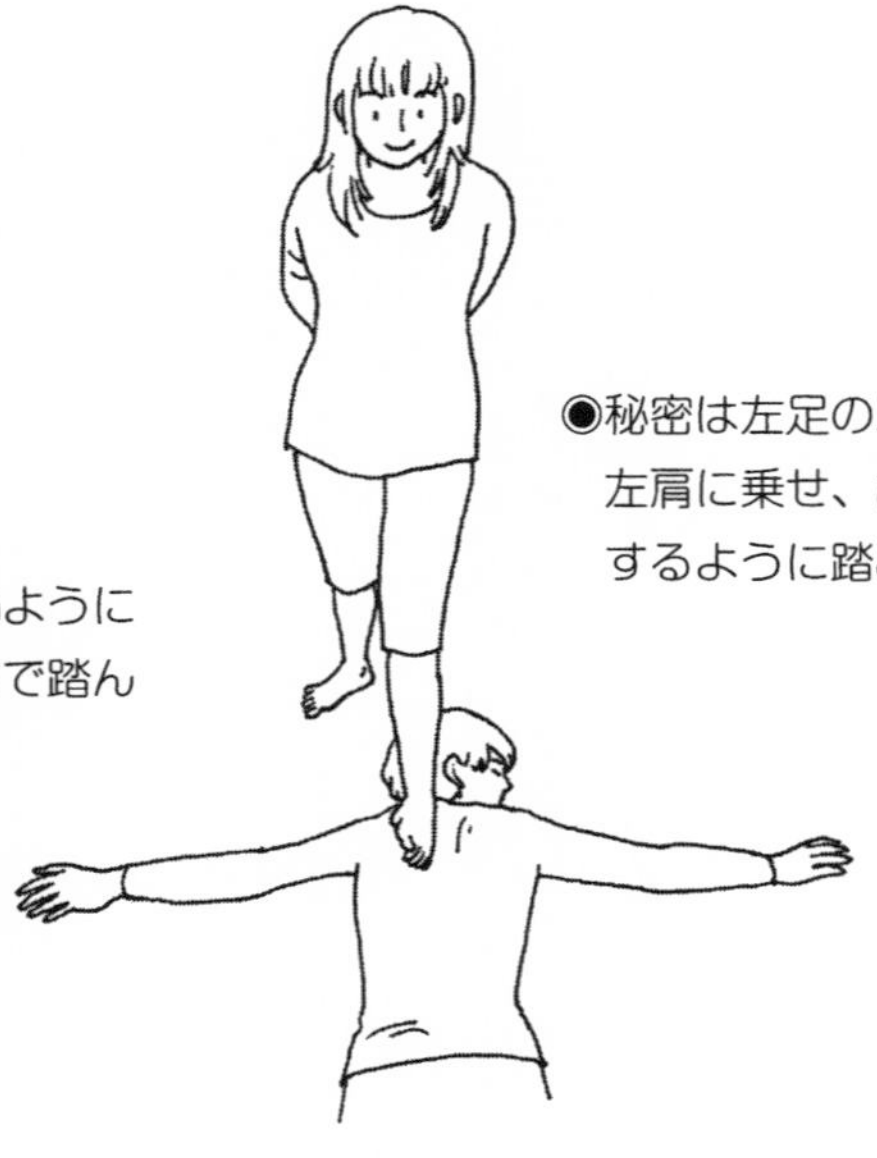

◉秘密は左足のエッジを左肩に乗せ、お辞儀をするように踏みます。

◉つよく踏まないようにやさしい気持ちで踏んであげます。

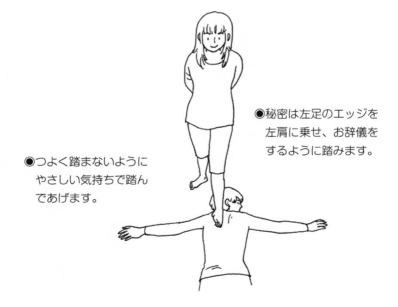

呼吸を合わせ吐きつつ踏め
次に
右に転じて繰り返せ

秘密

人間の身体では背中から肩にかけてがいちばん硬くなるところです。背中は亀の甲羅かと思うほど硬いひとが多いもので、少々の時間と根気ではゆるんできません。そういう人の肩こりは、肩だけを対症療法的に揉んだり踏んだりしてもなかなかゆるむものではありません。楽健法をきちんとはじめから終わりまでやることが大切です。楽健法が終わると肩こりがなくなっていることが多いものです。

楽健法経のなかに「覚心は部分にして全体、全体にして部分なり。よく思案せよ」と書いていますが、どこの施療部位も、全身の循環をよくするためにしています。

全身の循環がよくなれば、部分的な不具合の自覚は消えていきます。どのポイントも心をこめて優しく踏みましょう。

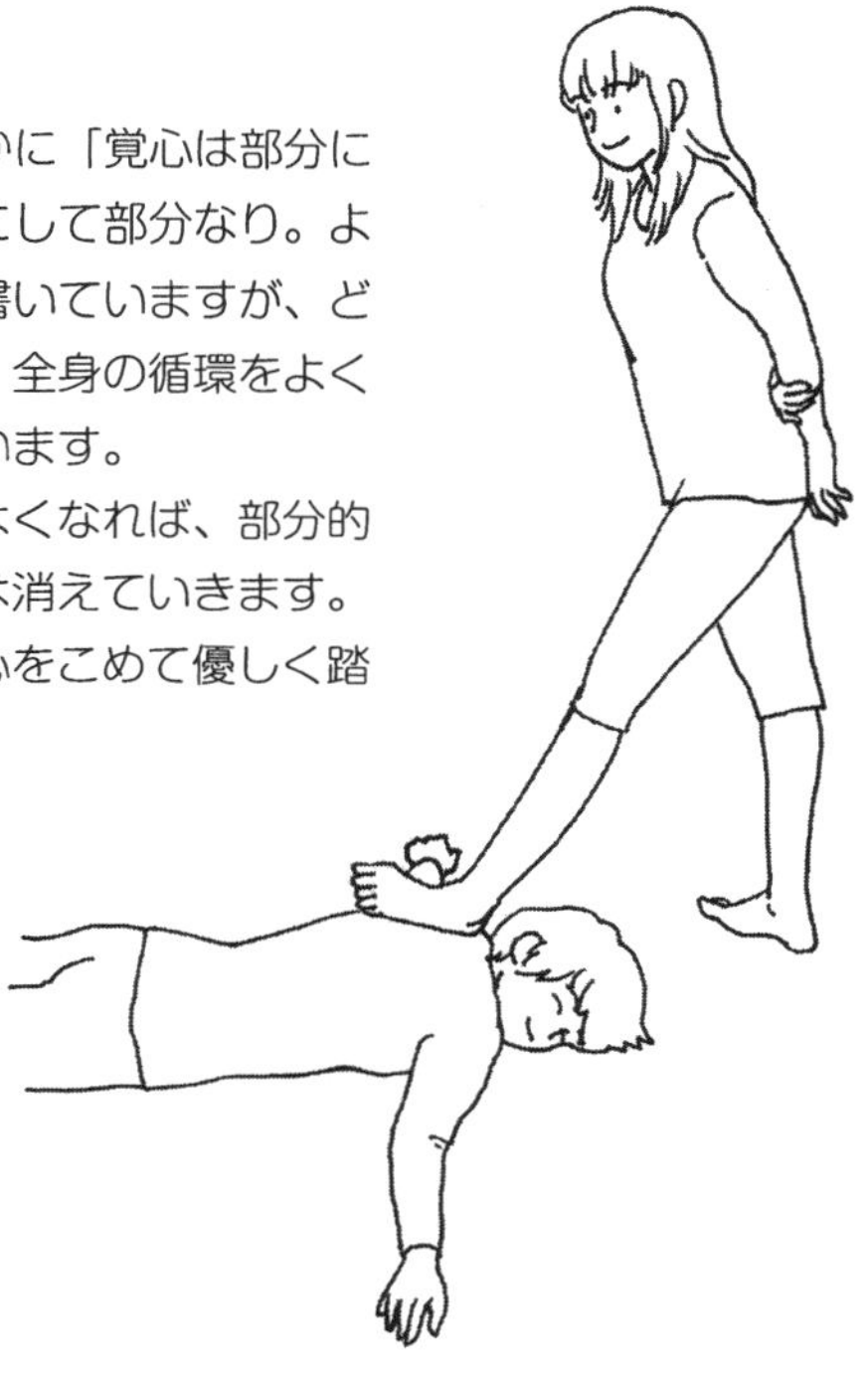

一道

【いちどう】

受者はうつぶせに寝よ
与者は
受者の上半身に跨り
膝をつき
両手を合掌の形にして
背骨の両側を
体重をかけて
一道を

◉楽健法の仕上げの場所。背骨の両側の筋肉を両方の掌の小指側を立てて（空手チョップのように）親指を交差して、首に近いところから下へと圧し下がっていきます。

◉押す動作の回数に比例して身体はゆるんできます。どこの筋肉もそうですが、硬い筋肉は力を入れて押してもゆるみません。

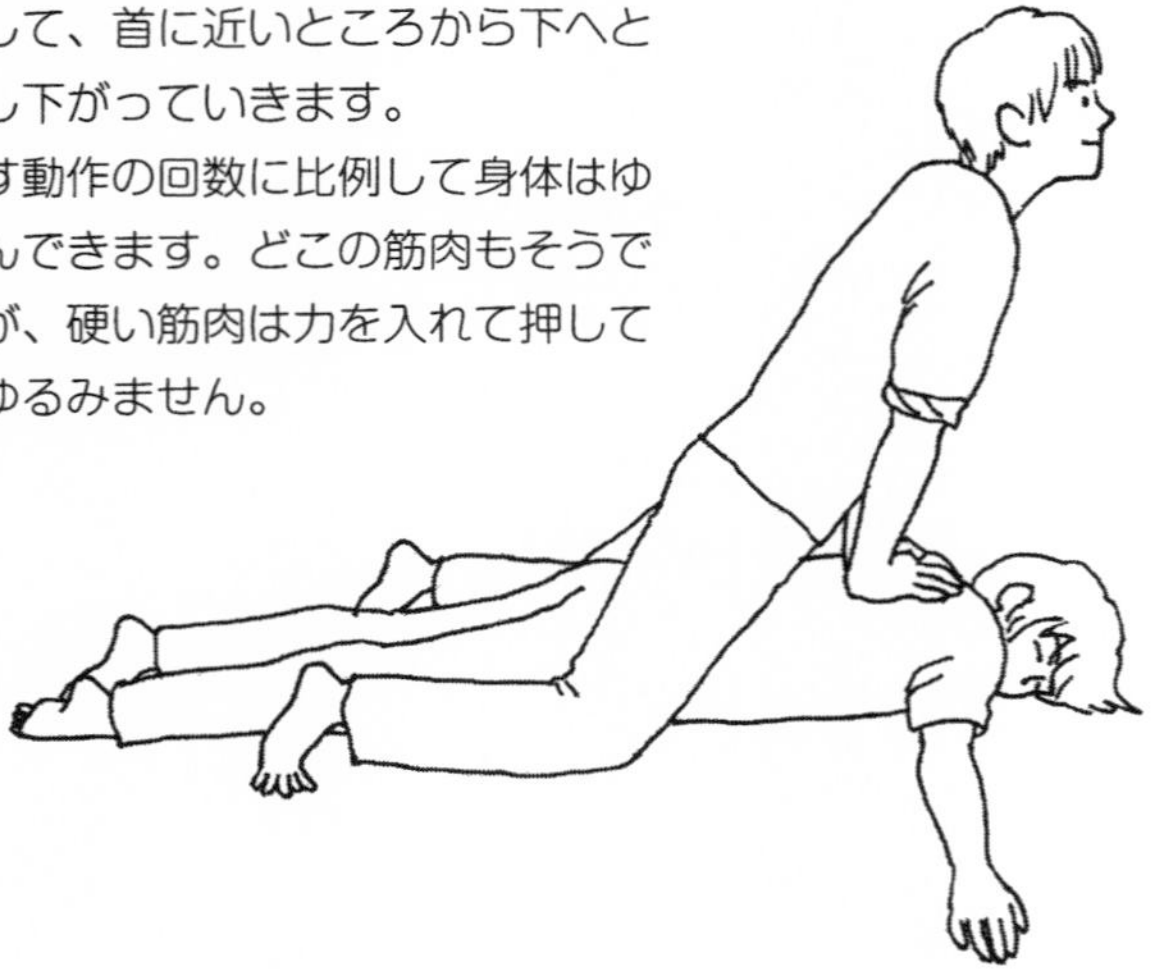

ゆっくり押し下がれ

一道

右下図のように息を吐きながら背中を反らすように（猫のポーズ）すると重力がうまくかかります。息をゆっくり吸いながら身体を起こし、吐きながら押します。押しているときは相手も息を吐き、戻しているときに息を吸います。相手と呼吸を合わせながら押します。一押しごとに下へ移行していきますが、特に硬く感じるところは数回以上同じ動作を繰り返してゆるめていきましょう。

繰り返し踏んだりマッサージして、体液や血液の循環を促してあげることで、内部から自然にゆるんでくるのです。楽健法はそれを手伝っているのです。

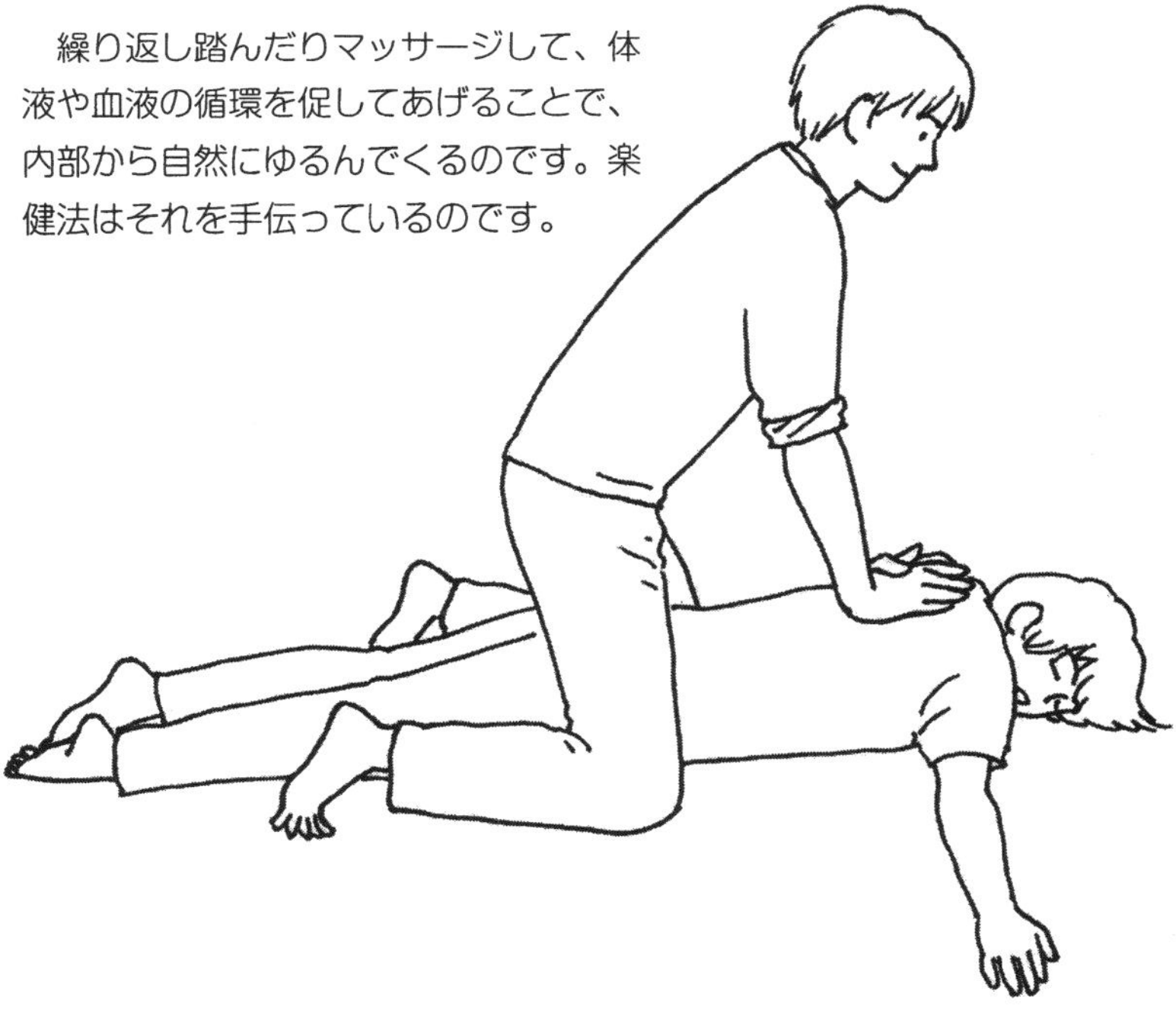

荘厳

【しょうごん】

受者と与者と呼吸を合わすべし
与者も受者もともに
感謝の念と慈愛の心にて
楽健法を終えるべし
合掌し
光明真言を唱え
光を受け放つべし

佛、法を説き終わりて菩薩等に右掌を向けたれば、菩薩等全身たちまち光明に包まれて悟道を得、御佛足を頂礼し、楽健法を世界に布教すべく、菩薩おのおのの因縁の地へと歩みはじめたり。

羝羊から秘密までは足で踏むことを中心に行ってきました。一道では両手で、体重をかけて背骨の両側をゆっくり深く押してあげました。こうして楽健法をしてあげているうちに、気持ちが良くなって熟睡するひとも少なくありません。荘厳は最後の仕上げです。気持ちよくなった相手の背中に広げた両手を羽毛のようなタッチで軽く触れて、肩から下半身にかけて、なでるように邪気を払ってあげましょう。最後にさらに心地よい気分に誘って荘厳とします。

パート4

踏まれてよかった、踏んでよかった楽健法

【体験談】

支え合う大切さを知る

井上かずえ（宮城）

私は楽健法を始めて七年目になります。

健康で病院に行ったことの無い私でしたが、足が痛くて動けなくなった時には悪い病気にでもなったのではと、心配で目の前が真っ暗になりました。

後に楽健法に出会って健康を取り戻すことができ、さらに施術をさせていただけるようになるなど夢にも思いませんでした。

嫁いだ長女がお産のために帰って来ましたが、子供が生まれることは本当に素晴らしいことで、突然の生活の変化、辛さや悲しさなど感じる暇さえなく、赤ちゃんの顔は一日中見ていても飽きることがなく、喜びでいっぱいでした。

ところが、孫が帰った直後から膝が痛くなり、半年後には正座も出来ず、立っているのも辛くなってしまいました。整骨院にも行きましたが、痛みが取れることはありませんでした。

そんな時、友人が教えてくれたのが楽健法でした。誘われても東京まで行く気になれない私の所へわざわざ来てくれました。

知人を数人集めて、話を聞き踏み合ってみたのですが、その時は足が治るとは思いませんでした。

しばらくして「東京の教室に申し込んだので一度来て見ませんか」と、また声をかけられ、私の事をそこまで心配してくださることに感謝して、一度行って見ようと出かけました。

痛い足を引きずりながら新幹線で二時間、駅の階段の昇り降りは大変でしたが、何とか水道橋の教室まで行くことができました。

教室には二〇人余りの受講生が工藤先生の指導のもとで踏み合いをしておられました。そこでも、先生をはじめ皆さんが「治る、治る」と言ってくださったので、本気で通うことにしたのです。

翌年の四月からは奈良の東光寺で開かれている養成講座に行くよう勧めていただきました。

楽健法のことが何もわからない私をここまで指導していただいた訳ですから、山内宥厳先生から「とにかく練習しなければ上手にはならない、一年間で百人は踏むように」と言われ、それを実践しました。

近所の人や知人に「楽健法という健康法を勉強しているので練習させてください」と頼みました。すると、意外に病気の人が多い事を知りました。延べ人数は百人を超えていました。

その中には今でも続けて踏ませていただいている方が何人かおられます。骨粗鬆症で最低ラインのために保健所の人から「動かないでください」と言われた渡辺さん。山内先生に相談したところ「骨は筋肉が守るので、しっかり踏むように」とご指導いただき毎週通いました。「楽健法があるから家業の食堂が続けられる」と喜んでいただき、次々と友人を紹介してくださいました。残念なことに、先の地震のときの津波で流され、ご主人共に亡くなられました。

大学病院で受診した際に「これ以上の手立ては無い」と言われ、リウマチ多発性筋痛症で歩く事もままならなかった小熊さんは、津波に追われながら逃げることができたそうです。

齊籐さんは、二十年前に倒れて以来、ほとんど病院生活でした。当時、介護施設に入所する話が進んでいたそうですが、紹介者の渡辺さんと二人がかりでベッドから下ろして寝かせ、そっと踏みました。おそらく一回で断られると思っていましたが、波長が合ったのか、今でも続けさせていただいています。

齊籐さんにはいろいろなドラマがあり、お体を踏むことを通してたくさん勉強させていただきました。看護師の娘さんからも信用されているようで嬉しいです。

私は、主人の会社が倒産するという苦難があったお蔭で、その全てを理解し一所懸命にお世話をしてくださった梶原さんと奥山さんという尊い友人のお蔭で楽健法と出会えました。

この与えられた仕事に感謝をして、痛みを持った方々と苦難の経験を共有し、いたわりあって明るく取り組んでいくつもりです。

楽健法をすることで、本当に人は支え合って生きるのだという事を知りました。

子宮筋腫が小さくなった

梅田敦子（奈良）

楽健法に出会ってから、東光寺に遠くないところに住んでいる幸運にも恵まれて、毎月の講習会に出席でき、またセラピスト養成講座にも二年間参加することができました。いまも奈良イオンハウスと東光寺の講習会には出来るだけ休まないように出席しています。

三年ほど前から、楽健法をしてほしいという知人や、その紹介で来られる人たちに楽健法をさせていただいております。そのなかの一人で五十一歳の女性から、こんな変化があったと報告がありました。

「妊娠時に子宮筋腫があるけれども、妊娠継続に支障はないと言われ、そのまま放置して無事出産しました。その後、病院にかからずにいましたが、三年ほど前、急に筋腫が大きくなってきたように感じましたので、婦人科を受診したところ、新生児の頭くらいの筋腫があると診断されましたが、それ以降、半年に一回の定期健診を受け、筋腫の大きさも変化はないままでしたが、昨年の夏の健診で少し大きくなったといわれ、切除することも考えるようになりました。

昨年の十月から、梅田先生の元に月に一回楽健法に通い始めたところ、今年三月の健診で、子宮筋腫が小さくなったと初めて言われました。自分で触れても、小さくなったと感じ、喜んでいます」

楽健法以外になんら治療はしていないので、ご本人も私も喜ぶと同時にとても驚いてもいます。

Mさんからも報告をいただきました。

「四十歳を過ぎた頃から体力の衰えを自覚するようになり、四十五歳から毎年健康診断を受けるようになりました。四十八歳のときに婦人科の健診で子宮筋腫とチョコレート嚢胞を指摘され、以来毎年婦人科の健診を受け、子宮の右側に筋腫と左側に内蔵性嚢胞があるので経過観察をすすめられました。

三年前に梅田さんと偶然の出会いがあり、楽健法を月一回受けるようになりました。若い頃から肩凝りと頭痛に悩んでいましたが、楽健法を初めて受けた時、身体のなかのなにかがすーっと流れた感じがしました。毎月一回の楽健法で、身体が軽くなり頭痛薬も飲む回数がへりました。五十一歳で生理がなくなり更年期障害も心配していましたが、月一回の楽健法で心配することも起こらず、平成二十五年五月にエコー検査、腹部CT検査を受けたところ、子宮筋腫と子宮嚢胞がなくなっていたのです。医師からエコーに写らないといわれた時は不思議な気持ちでした。楽健法を三年あまり施術していただき、確実に身体が変わって以前より健康になりました」

このような報告をもらって、私も楽健法に出会ってよかったと、心から感謝しています。

楽健法で歩けるようになった母

梶原喜久子（東京）

私の母は八十四歳の時、背骨が四個つぶれて動けなくなりました。

広島じゅうの有名な病院を回りましたが、手術以外に治る方法はないと言われました。東京に住む私は、その頃楽健法と出会い、教室に一回参加したばかりでした。母の差し迫った状態を聞き、お見舞いに行って習ったばかりの楽健法を十分ほどしてあげました。

すると母が「なんだか効くような気がする」と言うのです。さっそく近くに住む姉に頼んで、福山のK先生のもとに母を連れて行ってもらいました。エレベーターのない四階の部屋に這うようにして辿りつきました。

「治りますよ」とのK先生の言葉を一条の光と感じ、縋るような気持ちで通い始めました。

独り住まいの母は起居が難しいので、姉の家にお世話になりました。姉は母を治したい一心でK先生から楽健法を学び始めました。週に一回、K先生に施術してもらい、通常は姉に踏んでもらう生活が始まりました。

ベッドに寝ているときはいいのですが、トイレに立つとそこで動けなくなります。すぐに姉がかけつけて廊下まで引きずり出し、そこで楽健法をすると、不思議に歩けるようになりベッドに戻れます。そんな事が日に何度もありましたが、半年ほどすると、ふたたび独り暮らしができるようになりました。

倒れる前には腰が一〇〇度くらいに曲がっていましたが、半年経って家に帰った時には、一六〇度くらいになっていて、周囲の人たちに「どうしてこんなに良くなったの」と驚かれるほどでした。

独り暮らしに戻っても、母は週一回二時間半かけてK先生のもとに通い続けました。

三年間、雨の日も雪の日も施術してもらいました。その頃には姉も楽健法のセラピストになり、今では姉の施術が中心になりました。

現在、母は九十三歳ですが、お蔭さまでまだ独り暮らしを続けています。先日レントゲンを撮る機会がありましたが、背骨は元のままで、つぶれていました。でも、楽健法によって筋が鍛えられ、骨を支えてくれるお蔭で歩くことが出来るのでしょう。

今では、母は「楽健法がないと生きていけない」とまで言っています。

体調が良くなり、性格が明るくなった

齋藤敏子（神奈川）

楽健法との出会いは四年前です。教室に通い始めて二年ほどたったころ、妹の体調が思わしくなく、宥厳先生に踏んでいただきました。腰の痛みが激しく、寝返りがうてない状態でした。一時間近く楽健法をしていただいたでしょうか。本人は初めてだったので、声も出ないくらい痛かったようです。

しかし楽健法をしていただいた後、「開ききった骨盤が元の位置に戻ったような気がする」と言い、痛みも取れ、その夜から寝返りがうてるようになりました。

以後は、月に一回私が楽健法をしに行っていますが、二十代半ばの姪に、「おばさん私にも楽健して！」とせがまれ、いつの間にか二人に楽健法をすることになりました。

姪の体はガチガチに硬く、性格が後ろ向きで、愚痴を言い始めたら興奮してしまって怖ろしいほどでした。私がまだ慣れていないせいもあって、最初は踏まれると痛かったようです。二回、三回と回を重ねる度にそれほど痛みは感じなくなり、気持ち良くなったようです。

しばらく踏むことができずにいて、体が硬くなっても、踏んでいるうちに以前よりは早く柔らかくなります。踏まれる人も、硬くなっている部分が分かるようになり、自分の体調管理にも気をつけるようになりました。

楽健法をする前は、ストレスで食べ過ぎて太っていましたが、自分ではどうにもならないと諦めていて、妹に痩せればと言われるたびに、「私にどうしろというの、痩せようと思っても痩せられないのに！」と怒り出す始末でした。

けれど一年近く踏むうちに、性格が明るくなり、だんだん前向きになってきました。自分からヨーガを始めたり、食事に気をつけたりできるようになり、やせて綺麗になってきました。まだ、いらいらすることはあるようですが、以前よりは愚痴も少なくなり、愚痴を言いながら興奮することもなくなりました。

体（筋肉）が柔らかくなり、体調も良くなってきて、性格も明るく前向きになってきたのは、楽健法を続けた成果だと思います。

妹にも続けて踏んであげているので、時々腰は痛んだりするようですが、寝返りがうてないようなことにはならず、体調も以前よりはだいぶ良くなっているようです。

最初は恐る恐る、「私の楽健法で効果があるのだろうか」と自問しながら踏んでいましたが、大先輩に「初心者でもそれなりに効果があるので、臆せず続けることね。たくさん踏めばいろいろなことが分かってきますよ」と言われて、強い気持ちをもって日々精進しています。

楽健法で二十年の闘病生活が変わった

齊籐のり子（宮城）

私は四十三歳の時、脳幹部の海綿状血管腫で倒れた。手術のできない場所で、病院に行ったとき、寝たきりも考えられると言われた。

看護婦として深夜勤務が続き、また、家族の反対を押し切って活動家の道を選び、勘当され、数少ない大切な親戚と敵対するほどの信念を持って仕事と活動家の激務を続ける中で倒れたのだった。それでも奇跡の回復と言われ、八ヶ月で仕事に復帰できた。

だが、しだいに身体は不自由になり、一年のうち三分の二は病院生活、車イスの生活になってしまった。

二〇〇二年、女性のリハビリ室長から「代謝が悪いから浮腫しているのよね、齊籐さんの家の近くに、エステでも、マッサージでも、整骨院でもない、適当な所はないかしら」と言われたことが頭に残り、あらゆる方法を試したが出会わず、ついに右半身不随となった。

友人の渡辺由美子さんが見舞に来るたびに、時間になると「マッサージの人が来るので」と慌てて帰るので話を聞いてみると、楽健法という足踏み健康法をしているのだという。

〝それだ〟と直感し、紹介してもらったのが井上さんで、初めて踏んでもらった日の事は今もはっきり記憶している。まるでお豆腐でも踏むような踏み方。

それでも夜になると、痛みはあったが、足元から下肢へ、太腿へ、表面の細かい管をツーツツーと流れる音と感触がしっかりと自覚できた。、ベッドからの上げ下ろしも渡辺さんと井上さんの二人がかりだったのが、しばらくすると手に力がついたのか、井上さんと私でできるようになった。

それ以来、毎週月曜日に踏んでもらうのを楽しみに六年間続いているが、この間には不思議な出来事がいくつもあった。最初の二年間に甲状腺が大きく腫れて癌ではと診断され、成人病センター（通称癌センター）へ入院したこと、子宮癌を疑われたこと。いずれも良性で無事退院できたが、手術できない体なので、そのつど覚悟を新たにした。

三年目に寝返りがうてるようになると、大量の便が出るようになった。ヘルパーさんから「何を食べたんですか。便に葉のような物や輪状の物が混じっています」と言われた。

食事は制限されていて、ヘルパーさんが作る物以外は食べられないのに、毎日一キロもの便が一ヶ月以上も出続け信じられなかった。

この四年間は一度も病院へ行っていない。月に二回、病院の医師が在宅訪問して、「寝たきり状態でこんなに筋肉がしっかりしているのは不思議、楽健法が合っているんですね」と驚いておられる。

思えば山内宥厳先生は、私が質問メールを送ると、どんな問い合わせにもきちんと答えを返してくださる。その誠実さに安心して楽健法の施術に身を任せることができた。

また踏んでもらいながら、いろいろな話を

しているうちに長年心にあった辛さ悲しさ怒り恨みが次第に消えて楽になってきた。

周囲の状況も変わってきて、話もできなかった親戚が訪ねて来たり、休日や入院するたびに私の面倒を見てくれていた娘の笑顔がやさしくなり、東京にいる息子夫婦も気遣いや思いやりを持って接してくれている。

先の東日本大震災で親戚や友人知人が家を流され、命を奪われた。私は家が損傷したこともあり、一ヶ月半老人ホームに入れられた。

大混乱のなか人手不足で、食事以外は寝たきり状態になってしまい、懇願して家に帰った時には、いろいろなショックもあり、頭がガクッとさがってしまい、前を見ることができず声も出なくなってしまった。

今度ばかりは諦めて皆の所へ行こうと思っていたら、見舞いに来た息子に「お母さん肩のあたりをしっかり踏んでもらうと、きっと治るよ」と言われ、我に返り、井上先生にお願いして踏んでもらうと、二回目には頭が上がり、声も出て話せるようになった。

今は身体の調子が悪い、何か変だと思っても「私には楽健法がある」と頑張ることができる。津波に呑まれた由美子さんに紹介してもらい、楽健法に出会えたお蔭で生きる希望と心の修復ができたことを心から感謝し、私の体験が誰か人の役に立つ事を願っている。

「願わくは、五年早く出会いたかった。そうすれば歩けたかもしれない」と思うことがあるが、なにごとであれ、出会いは時がきて、導かれてそうなるのだと、楽健法と出会ったことに感謝している。

病院でスタッフや入院患者さんを踏んで

谷川孝子（茨城）

現在、六十五歳の私には三人の子供と七人の孫がいます。私が今、健康で自由、残りの人生を楽しく生きよう、そう思えるのは楽健法のお蔭です。

楽健法は疲れた体をほぐし、心を癒し、明日働くための元気を、生きていく希望と夢を与えてくれました。

私は三十六歳の時、看護補助員に採用され、病院に二十数年余、勤務しました。

働いていると自分の年令を忘れてしまいます。

頭の中では三十代か四十代。鏡を見ると、見ようによっては、今が一番美しいと思えます（私個人の見解ですが……）。私は病棟の鏡を見ながら奈良県桜井市の東光寺で第二土、日曜日に行われるセラピスト講座の成果を確信しているのです。

こんな私ですが、楽健法に出会う前は、足はパンパン、肩はカチカチ、頭はガンガン、くり返えす疲れの症状で死んでしまうのではないかと思うこともたびたびでした。

四十代半ばに「あなたと健康社」が主催する砂浴に参加した日の夜、びわの葉温灸と足圧の楽健法の班に分かれ講習が行われました。

私と友人の西江さん（楽健法セラピスト）は、初体験だった楽健法を選び、リーダーの踏み方を見ながら互いに踏み合いました。

体重のかけ具合や立ち位置など何もわからず、ただ相手の足や腕を踏みました。踏まれると痛くて皮膚が破けるかと思いました。指圧では触らない内股やおしり、手のひらなどを踏まれると痛いのと気持が良いのとが交互に感じられ、こんな所まで圧すことができるのか、足ってすごい、楽健法ってすごいと直感しました。

残念なことに東京ではまだ定期的な楽健法の講習会は行われていませんでしたが、東京楽健法研究会がスタートするとすぐに参加し、平成十一年に初伝、平成十四年に中伝、平成二十一年に奥伝を授与され、現在も第二土、日曜日、東光寺で行われている第十一期セラピスト講座に参加しています。

楽健法を習得された方は、全国に大勢いらっしゃいます。それぞれ貴重な体験をお持ちのことと思います。私も楽健法に出会って体験した楽健法の醍醐味と繊細さ、摩訶不思議な出来事などをお伝えしたいと思います。

勤務先の病院で踏む

私は四十五歳頃に楽健法にめぐり会って以来、実生活に生かしたい、良いと思うことを実行に移すという信念を持ち、十数年にわたり、家族や勤務先の病棟のスタッフや入院患者さんに楽健法を体験してもらいました。楽健法を習得していくうちに私自身肩こりや腰痛が軽くなり、足先が上がらず転びそうになる事もなくなりました。

こんな体験から、重労働の看護師さんたち

に楽健法をしてあげたいと思うようになり、私も踏ませてもらって腕を上げたい（足を上げたい）とも思いました。昼休みにスタッフルームのソファーベッドで踏んだり、勤務が終わった後、踏んだりしていました。当時の看護部長が、このマッサージは良いと「ふみふみ会」を立ち上げてくださり、楽健法をスタッフのみなさんに教えました。

何人かは踏めるようになりましたが、みなさん疲れておられるので、踏んで貰いたい人ばかりでした。病棟のスタッフを踏んでいるうちに、私を信頼し、楽健法の良さを理解してもらえるようになり、担当看護師から入院患者さんにもマッサージを依頼されるようになりました。

初めての患者さんには、最初は手の平でマッサージして、二度目からは楽健法でマッサージをします。言葉を交わしながら踏むと、気持が通じ合い、信頼や安心感が生まれ、楽健法の効果がより得られるようになります。十人中十人の方が、手のマッサージより足の方がソフトで深く入り、気持ちがいいと言われます。そして、良く眠れた、体が軽くなった、歩き方が違ってきた、目の前が明るくなった、尿がたくさん出たという声をよく聞きます。

楽健法は体の深部にまで刺激をあたえることができるので、循環がよくなり、治癒力が高まるのです。山内宥厳先生は、単純で簡単な方法で治るのが一番良いといつも言われます。

私は家族や職場の仲間、入院患者さんまで踏ませていただき、いろいろ貴重な体験をし、たくさんの楽健仲間（楽友）との出会いもありました。これは私の人生の得難い財産です。

手で楽健法も

楽健法を知るまでは、患者さんの背中や肩など手でもんだり、さすったりしていましたが、知ってからは、足のつけ根やおしり、肩関節など、手を足のように使って楽健法をしてあげます。（名づけて手楽健）寝たきりで身動きできず声も出せない患者さんには、ベッドに上がれないので手楽健をします。マッサージをしたあと、ＯＫの合図をして意志を伝えてくれます。さらに気持を私に伝えようと不自由な手でメモ用紙に「気持がいい」と書いてくれたことも。こんな時、私は心の中で快哉を叫び、楽健法の醍醐味を感じるのです。

踏むごとに元気に

六十九歳の女性ですが、体がつらいので、楽健法を一度してほしいと言われてうかがった所、顔や体全体がとても浮腫んでいました。杖をついてやっと歩ける状態で、手を握ると微かに震えが伝わって来ました。ゆっくり、やさしく踏んだので一時間半くらいかかりました。踏み終わり、彼女自身がびっくりしたのが、起き上がって正座ができた事でした。それまで膝が曲がらなかったのです。そして、お手洗いに行き、いつもと違ってたくさん尿が出たと喜んでくれました。

十日ほどして伺うと、顔の浮腫も少し良くなり、伝い歩きをしなくても歩けるようになり、三回目にうかがった時は、門の所で杖を持たずに待っていて、体全体がしまってきたように見えました。四回目の時は、顔の浮腫もだいぶ取れ、話し声も力強くなり、庭の手入れもできるようになりました。このように踏む回数が増えるごとに元気になっていきました。

患者さんから寄せられた感想①

私は昨年十一月に肺炎のため入院しました。持病の原発性肺高血圧症があるせいか、食事のために起き上がるだけでも酸素が足りず咳き込み、とても苦しい状態で、二週間ほどベッドの上だけで生活しました。息がしにくいので、ずっと上半身を高くした形で横になっていたため、腰や背中が痛く、足もだるく、体を起こした状態でおれるようになっても、体中が痛く、怠いので、しょっちゅう母にマッサージしてもらっていました。やっと車椅子でトイレに行くことが許され、ベッドから下りて立った時は、足の筋肉が落ちて筋も突っ張り、フニャフニャのカクカクで足を持ち上げることができませんでした。

そんな時、いつもお茶を配ってくれたり、レントゲン室へ連れて行ってくださる看護補助の方が「この辺りを圧すといいですよ」と足のつけ根から腿のあたり、そして脇のあたりを手で圧してくれました。それが谷川さんでした。

そして翌日、今度はベッドの上に立ち、足で踏むマッサージをしてくれました。すると、かたく凝っていた体がとても楽になり、点滴のしっぱなしで怠くて重く、どうしようもなかった腕から肩のあたりも嘘のように軽くなりました。そして驚いたのが、だるくて力が入らずフニャフニャのカクカクだった足が、腿を持ち上げて歩くことができたのです。

こんなに急に体の状態が変わったことは本当に驚きでした。それから数日後、退院前に谷川さんは「よかったら電話してね」と電話番号のメモをつけて楽健法の本をくださったのです。

退院後、谷川さんに電話をかけ、自宅に来ていただき丁寧に二時間ほど踏んでもらい、踏み方も教えていただきました。初めはこうだったかな、ああだったかなと、教えてもらったのを思い出しながらで、毎日母に踏んでもらうようになりました。谷川さんは「ただ触って圧してあげるだけでも、しないのとは違いますよ」と、何度も来て丁寧に教えてくださいました。

始めのうちは内腿や膝の少し上のあたりや脹脛などは痛くて、踏まれた奥の方まで響いて痛かったのが、だんだん強く踏んでもらえるようになり、奥の方に響くこともなくなっていきました。腕のつけ根と胸の間も、固まりがあって足が入らなかったのが半年たった頃から入るようになりました。

始めの頃は膝から下が冷たいのが足で踏むとわかったそうですが、最近は脹脛も踏む前から暖かく感じられるそうです。以前は出かけたり、少し細かい仕事をすると、すぐ肩や背中が痛く頭痛になり、疲れて一日ダラーンとしていたのですが、楽健法をするようになって、そういう事があまりなくなりました。夕方、疲れたような顔になっても、楽健法をすると疲れがとれ、顔色も戻るのです。

これまで身体の循環を良くするようにと、いろいろなことを試してきましたが、楽健法は循環が良くなったことを自分でも感じることができ、外から見てもよくわかります。タッチトリートメントも教えていただき、毎日してもらうようになりました。また楽健法だけでなく、食事の事や自然療法も教えていただきました。肺炎になっていなかったら、谷川さんにも楽健法にも出会うこともなく、食事も以前のままだったでしょう。それに気づくための肺炎だったのかなと思います。谷川さんを通じて楽健法に出会えて本当に良かったと思っています。

患者さんから寄せられた感想 ②

昨年の七月、いつものように犬の散歩を済ませた後、体に異変を感じ、午後には自力で歩くことができない状態まで下半身がマヒしてしまい、まるで悪夢を見ているようで、どう現状を受けとめたら良いか、頭の整理がつかないまま大学病院に入院しました。下半身がしびれ、感覚がなく、とくに膝から下はまるで氷のかたまりです。

リハビリを受けましたが、足に感覚がないので、まるで雲の上を歩いているようでした。九月には松葉杖で歩けるまでになったものの、足のしびれと痛みは相変わらずでした。

入院してあらゆる検査を受けたものの決定的な原因は見つからないままでした。ステロイド治療も二回受けましたが、何の反応もなく、腰の神経が炎症を起こしていて悪い病気ではないのでリハビリに専念するように言われただけでした。

医学的治療で治らず、リハビリを続けるしかない現実は悔しく、悲しいものでした。

ところが、九月にリハビリ専門病院に転院が決まった頃に、幸運にも谷川さんに巡り会う事ができて、今までの病状を話すと、楽健法の話をしてくれました。治してもらえるものならと思い、素直に全てを楽健法に委ねる事にしました。

楽健法が始まり、一回、二回と踏んでもらったのですが、残念なことに私の下半身は何の反応もないのです。汗を流しながら踏んでくれる谷川さんの足の裏をはね返してしまうほどの硬い太ももは、まるで鉄のようで、痛みも気持ちよさも感じません。

とくに膝から下は踏まれると、ふくらはぎが息苦しく感じるほどでした。そして右の背中には、十五年ほど前にできた悪性のオデキの痕があり、シコリになっていたのでした。

五、六回踏んでも柔らかくならず、無反応な私の体に谷川さんも、とんでもない人と係わってしまったと思ったことと思います。それでも谷川さんは「心も気持ちもやさしくしようネ、そして頑張ろうネ」と励ましながら踏んでくれました。

十回目（二十時間以上）でようやく体も少し柔らかくなり、リハビリで体を動かすのも楽にできるようになったことで、私もうれしくなり、次第に気持ちも明るくなってきました。

そして不思議なことに、右の背中のシコリが柔らかくなり、どこにあったのか、わからなくなっているではありませんか。それに顔色も良くなり、唇の色までも健康的になっていたのです。

この頃から寝返りもできるようになり、腰がしっかりとしてきたと思えるようになりました。

十一月に入ると谷川さんは「十二月末には

歩いて退院ね」と、今まで以上に真摯に踏んでくれて、年内退院を目標に十一月二十七日から一週間毎日踏み続けました。

するとと確実に膝に力が付いたのが感じられ、ロボットのような歩き方が自然に近い歩き方になってきたのです。私もようやく楽健法の意味が理解できるようになり、谷川さんに踏んでもらえる喜びを感じることができるようになりました。

そして、十二月二十日に希望どおり自分の足で一歩一歩しっかり歩いて、リハビリ病院を退院する事が出来ました。

それから自宅療養を続け、今は職場に復帰し、元気に働いています。

谷川さんと楽健法、そして知らない土地の皆様の励ましに身も心も救われました。

ありがとうございます。

＊

お二人から頂いた楽健法の体験談をお読みいただきましたが、自分が会得した楽健法を、働いている現場で活用できたらどんなにかいいことだろうという思いで勇を鼓して院内でやってみたところ、たくさんの方に理解され、喜んでいただけたことはほんとうに嬉しく有り難く思っています。

楽健法の真価を見抜いていただいた上司や同僚の理解と協力があってこそ、できた私の楽健法の活動でした。

感謝あるのみです。

楽健法で自分の体は自分で管理する

西江秀子（東京）

私が楽健法にめぐり逢ったのは今から十数年前、健康にすごせるようにと自然食の料理教室に通っていた時、宥厳先生の書かれた本に出会ったのがきっかけでした。

「あなたと健康社」の主催で千葉の白浜で健康教室に参加した時、実習の一つに楽健法があり、今迄体験した事の無い全身がほぐされる気持ちの良さは驚きの体験でした。

それから一年たった頃、東京で初めての楽健法の養成講座がある事を知り、友達と一緒に参加、以来楽健法を身に付ける事が一つの大きな目標となり、自身の健康の為と、一人でも多くの方々に、この素晴らしい楽健法を伝えて行こうと思いました。

今年一月、区の要請でシニア世代の健康増進の講座の講師を依頼され、終了後、継続を希望する人々と講座を立ち上げる事ができました。丁度半年になりますが、皆さん熱心で、めきめきと上達され楽健法の素晴らしさを改めて実感されているように思えます。

特に一年前食道ガンを手術された方が参加されていますが、その回復ぶりに驚いていいます。全身の肌の色が変わり、回りからも、元気そうになられたと言われるそうです。

これまでに体験した実例について、いくつかお話します。

〈1〉長年股関節の亜脱臼による軽度の歩行困難と、背中がつっぱった感じの痛みのある五十代の女性、初回一時間施療した後、背中がつっぱった感じが和らぎ、動けなかった状態が軽減されました。

〈2〉正座が困難で腰痛がある七十代女性、一時間全身を踏んだ後、「あら座れたわ」と言われ全身が楽になった事も実感され、翌日揉み返しが無いことに、びっくりされました。

〈3〉ぜんそくで咳がひどく、向かいの家まで響きわたる程の症状があった七十代の女性、初回の時、踏むたびに痰が大量に出て、一時間後「胸のあたりが、すっきりしました」と言って帰られました。半月後ひどい咳も和らぎ、再度一時間踏みましたが殆ど痰は出ませんでした。現在も月一、二回来られますが、症状が軽減された事を喜ばれています。勿論私も嬉しく自信が持てた一例です。

〈4〉一番長いお付き合いの八十代後半の女性、月に一、二度伺いますが、体が楽になり、精神も落ち着き、至福の時とおっしゃっています。また「本当にいいことを身に付けてよかったですね」と励まして頂いています。

楽健法をやって来て、月に一、二回でも続ければ体調を整えることができると感じます。体が辛い状態の時、そのままにしておかないで、軽い内に体を労わる事が、心身共に若々しく健康に過ごせる事につながると考えます。自分の体は自分で管理し、自然治癒力を引き出す努力をすることで、病気に負けない体になり、ひいては医療費の削減になり、社会にも貢献出来ると思います。

人生に光をくれた楽健法

西澤真由美（東京）

人それぞれにそれぞれの生き方が、思いがありますが、誰しもに共通する最大の願いは「健康でいたい」ということではないでしょうか。私はかつて、心身ともにつかれて絶不調、つらいだけという長い時期がありました。そのときに私をリセットしてくれたのが、楽健法です。

楽健法に出会って八年目ですが、東京楽健法研究会へ受講に通いだし、東光寺のセラピスト養成講座にも通っているうち、五年前から、東京楽健法研究会の世話人を引き受ける巡り合わせになりました。

毎月の研究例会を支えてくださる楽健法の仲間も増えて、もっと互いに研鑽したいと、田町の自宅で、世話人の近藤琴美さんと踏み合い会をはじめることにしました。開放日と呼んでいますが、だれでも参加できる集まりにしていますので、いろいろな方が参加されています。

そんな私に楽健法のすごさを強く認識させてくれたのは、Kさん夫妻でした。

ある夏の日……、田町の楽健法開放日にKさん夫妻が来られました。ご主人は脳腫瘍（良性）を病み、外科手術を受けたのですが腫瘍を完全に切除しきれずに、重い後遺症が残りました。ひとりで立つことができず、おしりを床につきながら移動しなければならない状態でした。

医師は再手術をすすめたのですが、奥さんが、看護師としての経験からやらないほうがいいと判断して、自分たちで取り組める様々な治療法を試み、模索しているうちに、これならと思うのに巡り会ったのが楽健法でした。

そこには「楽健法を自分たちで毎日続けよう、あきらめることなく人事を尽くそう。必ず治るんだ」という楽健法に取り組む夫婦の強い気持ちがありました。

Kさんは、山内宥厳先生と工藤和子先生の楽健法を田町で毎月一回受けられました。他の日には私と近藤琴美さんも楽健法をしました。楽健法をしている時に、足から伝わるぬくもりを感じながら「きっと良くなる」と私も信じ続けたものです。「必ず治る」この一心でKさん夫妻は毎日「楽健法」に取り組み、田町へも通い続けました。

しかし時々、家でご主人が痙攣をおこして意識を失ってしまうことがありました。

病院に連れて行きたくなかった奥さんは、「治って」と心の中で念じながら、意識が回復するまで、時には一時間も二時間も、長かった時は三時間以上も、痙攣して倒れたその場所で、足の付け根を踏み続け、何度も回復させたのです。

そういう痙攣が数回あって以後、二〇一一年になって、三ヶ月以上痙攣が起きなくなった頃から、ご主人の体調に上向きの兆しがあり、なんと一人で立ち上がれるようになり、少しずつ歩けるようになったのです。それから薄紙を剝ぐようによくなり年末の頃には歩く速さも増し、ゆっくり話すこともできるようになり、顔色や表情も生き生きとして目にも力が出てきました。

ご主人は奥さんに毎日、朝晩、楽健法をやってもらっていましたが、「今度は奥さんを踏んであげなさい、恩返しのつもりで」と山内先生から言われてから、二本の杖を持って、ご主人は一踏み一踏み、嚙み締めるようにゆっくりと奥さんを踏みはじめました。

ご主人は奥さんを踏むことでさらに体調がよくなり目に見えて回復してきました。毎日、ご主人は自宅でも奥さんに楽健法をするようになったのです。

痙攣もまったく、起きなくなり、再び夫婦で東京楽健法研究会水道橋教室へやってくるとご主人は四階の教室まで階段を自力で上がれるようになったのです。ご主人に付き添う奥さんの微笑む目が少し潤んでいました。私たちもその姿を見て感動しました。

「必ず楽健法で治す」というKさん夫妻の強い思い、その心が摑んだ一条の光がそこには見えていました。そして楽健法の輪を広げようと「楽健法で人々の役に立ちたい。楽健法をもっと知ってほしい」とKさん夫妻は、近所の集会所をかりて、隣人友人に声をかけ、楽健法の踏みあい会を開催するようになり、ご主人のKさんは二本の杖を支えに参加した人と組んで踏み合いをしておられます。

一昨年夏からは、新潟県のKさん夫妻の実家近くにある公民館を借りて楽健法教室（講師と施術は私と近藤琴美さんがしました）を始めました。

そこには、「足腰の痛い人」「手にしびれのある人」「肩こりで悩んでいる人」など様々な症状を抱えた人たちが参加しました。

なかには九十三歳のお年よりや、お父さんお母さんと一緒に参加している小学生なども いて、家族で楽健法ができる家庭も出てきました。家族みんなで踏み合いができるのはなんて幸せなことでしょう。

先の読めなかったKさんが、痙攣をたびたび起こした苦闘の夏から一年後、踏む側になって健康を取り戻し、身近な人たちにも楽健法を伝えていこうとするKさん夫妻のこの努力には本当に頭が下がる思いです。

楽健法は、奥は深いけれどシンプルでソフトで無理なく続けられるのです。楽健法に出会って「瀕死」の状態から立ち直ってきた人、健康から見放されそうになりながら「生き生きモード」を取り戻した人を何人も見てきているので、楽健法を知らないのは、もったいないと思うのです。楽健法は人生に光をくれます。もっと多くの人に楽健法を伝えられたらいいと思います。

私は奈良県桜井市東光寺で毎月行われている楽健法講習会に通っています。講習会は宿坊に泊まり朝五時半に起床して一日が始まります。

本堂に向かって石段を上がっていくと清々しい空気が漂い、風にふれあう草木の葉音だけが、カサカサと聞こえ、自分が自然の中で生かされている感じがして、現実のわずらわしさから解き放されていくような感じになります。朝の冷たい空気の中、般若心経を唱え始めると少しずつ身が引き締まっていく気がします。

講習会ではときに、お寺の行事として演劇

や音楽会が開かれます。インド舞踊、民族楽器の演奏、そのうちの一つとして「がらんどうは歌う」という山内宥厳先生の自作自演による一人芝居では、私も時々ピアノを弾くことがあります。

「がらんどうになりなさい（弾きなさい）」との先生の言葉は、私の人生において新たなピアノの演奏法を提案してくれました。これまでの練習のように技巧的に美しく弾くことだけが重要なのではなく、自分の感性で、与えられた環境のなかから自然に流れ出る快い音を出す、力まないで与えられて奏でる楽しさを感じています。

「頭で音を作るのではなく、身体が知っているのだからそれにまかせなさい」「体解しなさい」「がらんどうになりなさい」山内先生の言葉ですが、そういうことを東光寺の朝

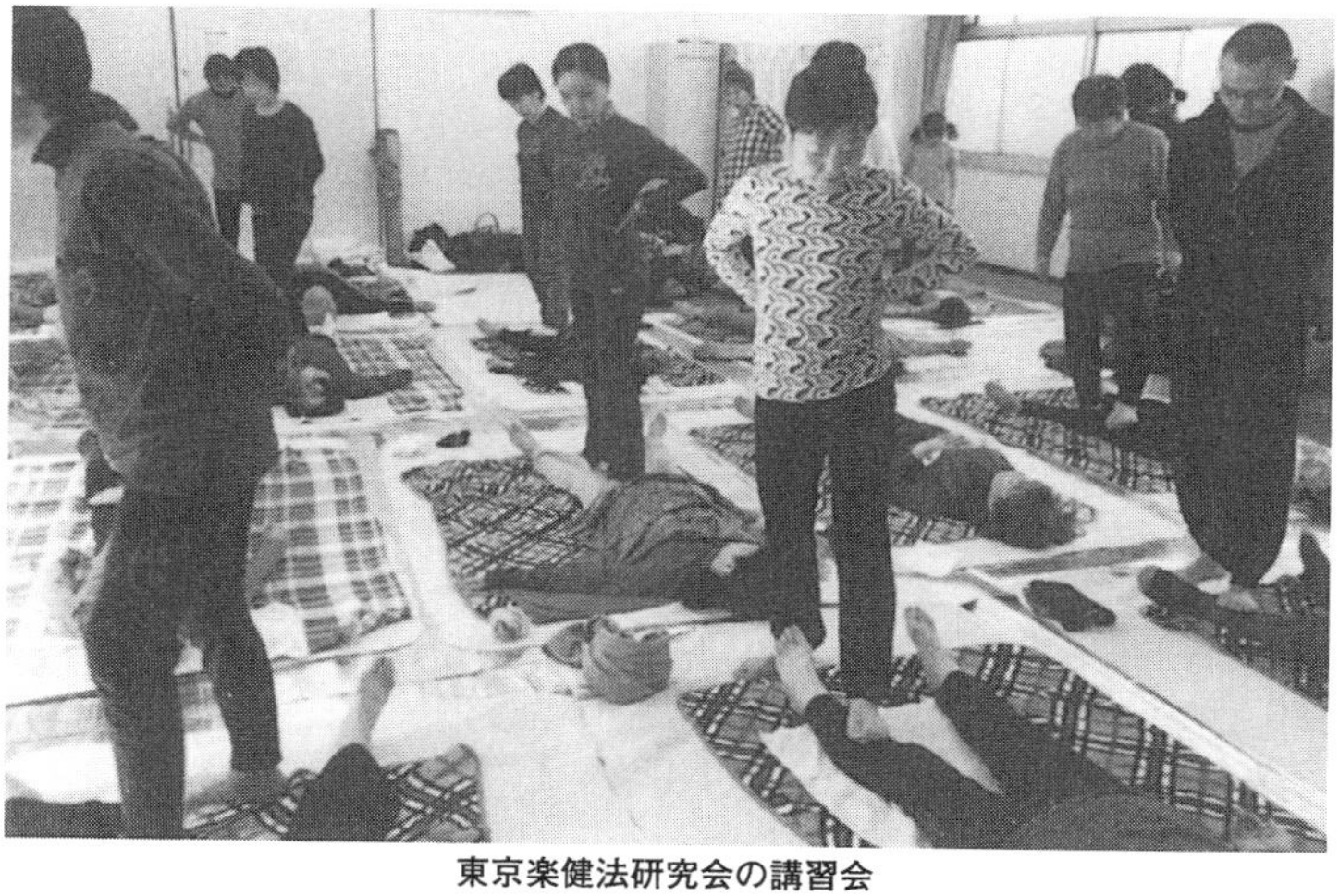

東京楽健法研究会の講習会

の護摩供養の、般若心経の読経に合わせたピアノ演奏を通じて私は体解しつつあると感じています。

楽健法にも音楽と同じ「響き」があります。

山内先生が自分で切って来られた竹で作られた手創りの笛を吹いてくださることもあります。先生の笛の音色は自由なアレンジでのびやかで透き通っていて心に響きます。久遠の彼方から聴こえるようでもあり神様と話しているような気にもなる音色は、東光寺から町へ風に乗り、さーと広がっていく音が目に見えるようです。

楽健法は幸いなことに二人でしかできません。

ひとりではないから言葉でふれあい、目と目、顔と顔で触れあい、何より足踏みで触れ合うことができます。人と触れあうことで生まれる楽健法の響きと音楽が奏でる響きは、苦しみや悲しみの中にいる人にとっては、時には勇気を奮い立たせ、悲しみを忘れさせ、心に安らぎを与えてくれます。

音楽が奏でる響きは人の心の中に入っていく力を持っています。そして、その心の状態は確実に「生きよう」とする人のベースになっていきます。

ここに足踏みだけでは終わらない楽健法の奥の深さがあると思います。

「体解する」という山内先生の境地には到底及びませんが私は踏んで踏まれて踏み続けていきたいと思います。そして楽健法で音楽のように人々にそっと寄り添う存在でありたいと思うのです。東光寺に通いながらそんなことを思っています。楽健法に感謝して。

パートナーシップこそが楽健法

増野真理子（東京）

ガンの父に楽健法

楽健法との出会いは、母がガンになったことからでした。生前、母は治療に代替医療を取り入れていました。そんな折、知人から「楽健法」を紹介されたのです。けれども当時は楽健法を受けられる所はなく、母には楽健法を受けてもらうことはかないませんでした。しかし、母が亡くなるころ父にもガンが見つかり、私が習いに行くことになったのです。

そして、ガンの治療に加えて楽健法を取り入れることにしました。父は徐々に元気になり、ガンの示す数値は安定し、母の死から十年がたち、八十歳になった現在も仕事で駆け回っています。

まだ未熟だった私の楽健法がどのくらい役に立ったのか分かりませんが、楽健法を通して多くの時間を父と共有することができました。母を亡くして落ち込んでいる父にとっても、父に何かしてあげたいと思っていた私にとっても、とても有意義な時間でした。楽健法がなければ、落ち込む父をただ見ているしかなかったでしょう。

不定愁訴から脱する

楽健法を始めてしばらくすると、私の身体にも変化が出てきました。実は、私は幼い頃から体が弱く、旅行に行けば高熱を出し、毎年夏休みの後半は家で寝込んでいました。そして十代の頃、過激なダイエットを繰り返していた私は、二十歳を過ぎた頃から毎月のように風邪をひいたり、貧血と低血圧で倒れたりしていました。その他、偏頭痛、便秘、腰痛、膝痛、花粉症。飛蚊症まであり、不定愁訴の塊のような人になっていました。むくんだ脚は正座するのも大変で、夜中に何度もトイレに起きるたびに、将来への不安を感じていました。

楽健法を始めた頃は、足を触られるだけでも痛みがあり、思わず先生の足を払い除けてしまったこともありました。それでも三年もすると、風邪はほとんどひかなくなり、偏頭痛は治り、血圧は安定し、花粉症も飛蚊症も軽減していきました。夜中にトイレに行くこともありません。今もまだ健康だと胸を張って言える状態ではありませんが、四十代の私は二十代の時より元気なのは確かです。

私の体調が整ってくると、自然と友人や知人に楽健法を頼まれることが多くなってきました。ここで楽健法を通して出会った人たちのお話をしたいと思います。病気が治らないまでも、楽健法に出会って良かったと思えた体験をお話します。

心をささえる楽健法

知人の紹介で末期のガンの方と知り合いました。その方はもう長いあいだ食事の途中で吐くことが多くなっていました。その方は私の家からは住まいが遠く、楽健法が気軽にできる環境ではなかったので、家族の方に覚えていただき家でしていただくことになりました。体力がなかったので、朝、昼、晩にほんの少しずつ楽健法をしてもらいました。

そのうちに物が食べられるようになり、お嬢さんから「父の大好きなプリンを吐かずに全部食べられました。来月は治療を兼ねた旅行に行きます」と聞いたときは、とても嬉しかったのを覚えています。

その後、残念ながら望むように病状が改善することはありませんでした。しかし、ご家族から「旅行に行くことができました。楽健法はとても気持ちがいいと言っていて、この時期に楽健法を通してお互いに精神の安定が得られたことはとても良かったです」という言葉をお聞きし、治るということだけでなく、どのように病気と向き合うか、どのような時間を過ごすかということが、本人や家族にとってとても大切なことなのだとあらためて感じたのでした。

もう一人、末期の肝臓病を患っていた方のお話です。その方は以前はとても明るく笑顔の素敵な方でした。しかし、私と再会した頃は、思わしくない検査結果に落ち込み、厳しい食事制限と、長く終点の見えない治療にほとほと疲れている様子でした。

そこで、楽健法友の会にお誘いし、仲間と一緒に楽健法をしてもらうことになりました。最初は楽健法が終わると直ぐに帰って行かれていましたが、そのうち友の会の皆さんと打ち解けると病気以外の他愛のないおしゃべりをしたり、評判の自然食のお弁当を食べたり

と、その場を楽しんで帰って行かれるようになりました。

検査の結果が良くない時も、「不思議と怖くないの。とても病気とは思えないわ。こんな感じは久しぶり」と話しておられました。私たちは楽健法をしながらたくさんの話をしました。時には泣きながら、時には笑いながら。そして、将来してみたいこと、行ってみたい所、いろいろな話をしました。

その後、事情があって楽健法を続けられなくなり、その後お会いすることはかないませんでした。でも、あの時の彼女の笑顔も言葉も本物だったと思います。それを引き出したのは楽健法と、楽健法を一緒にした仲間だと思います。

治ることはなかったけれど、楽健法を通して最後に命を輝かすことができたとすれば、それはそれで素敵なことだと思うのです。

楽健法でグループワーク

楽健法を通しての出会いは個人だけではありません。楽健法を始めて数年目、縁あって私は、心の病を抱える若者とその家族、そして彼らを支えているソーシャルワーカーの方々と一緒に楽健法をすることになりました。

その方たちは「パートナーシップ」という考え方を大切にしていました。パートナーシップとは、医者やソーシャルワーカーなどの専門家が病気を治すのではなく、病気を抱えている人たちのパートナーとして寄り添いながら、彼ら自身がバランスを取り、歩いて行けるように支えていこうという姿勢です。

心の病は薬を飲んだり、手術をして直ぐに症状を抑え込める病気ではありません。生活の中で環境を整え、人間関係を再構築し、良くなったり悪くなったりを繰り返しながらバランスを取っていかなければなりません。

そこで、私たちは当事者や家族、スタッフと一緒に毎月「心を支える体づくり」を目指して楽健法のグループワークをしています。終わったあとには、皆さんとお茶を飲みながら感想を述べあいます。そのなかから印象に残った感想をいくつかご紹介します。

うつ病を抱える四十代女性……薬の副作用でフラフラしたり、便秘になったりしていましたが、楽健法をするようになってから良く眠れるようになり、薬の量を減らすことができました

心の病を抱える二十代女性……バイトを始めましたが、緊張と久しぶりの立ち仕事はとても疲れます。ここで楽健法を習って、家で母と踏み合っています。

心の病を抱える二十代男性……家で楽健法を母にしてあげています。喜んでもらえて嬉しい。

DVを受けていた女性……人に対し、鉛のように硬く冷たく恐ろしい印象がありました。でも楽健法をしてみて、人の体は温かいのだと感じました。

当事者の家族……息子は緊張のせいか、とても肩が凝るので、よくマッサージをして欲しいと頼まれ、以前は手でしていましたが、楽健法はとても楽にできるので、助かっています。

これらはほんの一部です。参加者は自分一人で抱えていた問題をグループでワイワイ楽健法をしながら分かち合っています。心の問題だけではなく、身体の問題にも共通するこ

とですが、この「パートナーシップ」の姿勢こそが楽健法なのではないかと思います。

特別な技術を持った専門家が治すのではなく、生活の中でお互いを踏み合いながら環境を整え、人間関係を築き、良くなったり悪くなったりしながら心と体のバランスを取っていくのだと思います。

お互いさまの楽健法

これから日本は超高齢社会に突入します。私たち四十歳前後の人たちが歳を取った時には、医療や介護は高額になり、今のように気軽に受けられなくなるかもしれません。また、支える側の人間も極端に減って来るでしょう。その時のために今、健康について私たちは真剣に考え直さなくてはいけないと思います。

「病気になったら医者に治してもらうという考えを改めて、自分自身で健康を管理していくという覚悟が必要だ」と山内先生はことある毎に私たちを諭しておられます。このことに私たちは真摯に向き合うべきだと思います。そして山内先生は「楽健法とは健康法というだけでなく、生き方そのものだ」とも。私はこのことが楽健法の最大の魅力なのだと思います。

楽健法を始めた当初、私は自分と家族のことだけ考えていました。でも、先生が私に「自分なりの楽健法を伝えてごらんなさい」と声をかけてくださいました。それから私は楽健法を通して多くの人に巡り合えたこと、経験したこと、すべてが「楽健法」だと思うようになりました。

楽健法を通して、自分自身と真摯に向き合い、人と人がつながっていく取り組みは、まだ始まったばかりです。自分のためだけに行う健康法ではなく、誰か特別な技術を持った人が行う治療でもない、「お互いさま」の楽健法だからこそ、できることがあると私は思っています。

終わりに

二〇一一年三月十一日、想像をはるかに超えた大きな災害が東北の人たちを襲いました。

自分ではどうにも出来ない自然の力を思い知らされました。それから半年ほど経った頃、楽健法友の会の方たちとボランティア団体を立ち上げ、被災地に行って楽健法を行う試みを始めました。過酷な避難所生活で頼りになるのは一緒に暮らすコミュニティーの仲間です。その仲間と集まって、お互いをいたわり合う。お互いの体を踏み合いながら、心もほぐれていく。決して問題が解決するわけではないけれど、ホッとできるひと時を身近な人と過ごすことが、次への一歩の糧になると信じ、願っています。

今後は各地の友の会の皆さんや楽健法の仲間と協力し合って、被災地だけでなく、多くの方々と、「お互いさま」を合言葉に皆さんと一緒に元気になることができればと思っています。

健康と仲間をもたらした楽健法

溝口美伊（東京）

楽健法との出会い

私が楽健法を初めて知ったのは、平成十四年九月でした。宮崎に住む姉から楽健法の勉強がしたいので、東京の水道橋教室に案内して欲しいと言われ、付き添いのつもりで行き、受付の方に一緒に楽健法の勉強をしてみませんかと誘われたのがきっかけでした。

楽健法は足で踏むマッサージです。手でマッサージするのに比べ、広い足の裏でマッサージするため、少しちがう場所に当たっても外れるということはなく、点圧していないので、とても気持ちの良いものです。

山内宥厳先生は、「何も考えずに、硬いところを柔らかくすれば良い。下手に知識があるとそれが邪魔をして、大事なことを忘れさせることになる場合もある」とおっしゃいます。それを聞き、なんと簡単な健康法かと思いました。硬いところを柔らかくするだけというのは本当に凄い健康法です。

私は踏むだけで健康になれるという楽健法との出会いが嬉しくて、初めて教えていただいた日には家族全員を踏み、筋肉痛になったりもしました。

（楽健法では、足の後ろ側の筋肉を使って

踏む場合がありますが、その筋肉は通常の動きでは使わないものです。）

私は小さい頃、股関節脱臼でギブスに入っていたことがあり、また小学校高学年の頃に腎臓炎を患いました。あまり丈夫でない身体をいただいていますが、二十三歳で結婚し、二十五歳で第一子を出産、二十七歳、三十歳で第二子、第三子を出産しました。

そしてフルタイムで仕事もしており、楽健法に出会った当時はとても疲れやすく、風邪を引きやすかったため、しばしば薬の世話になっている状態でした。毎月、水道橋の教室に通うようになり、少しずつ不健康な状態から抜け出すことができ、お蔭さまでここ五年くらいは西洋医学の薬は飲まなくてもすむようになりました。

踏み合い会を始める

東京の教室で楽健法を勉強させていただき、中伝が終わった頃（平成十七年頃）から、楽健法を皆さんに伝えたいと思うようになりました。まだまだ未熟ではありましたが、一緒に学ぶ場所があり、一緒に踏み合うことができれば、楽健法を知り、その良さをわかってくださる方がさらに周りの方たちに伝えてくださることにより、楽健法の輪がひろがり、健康な人達が増えます。生きている限り身体は資本です。健康は何よりの財産、それは私たちみんなの幸せでもあります。

私は仕事を持っていますので、毎月三回（平日の夜二回、日曜の昼間一回）踏み合い会を開いています。介護で疲れ、楽健法だけが楽しみという方、お盆とお正月に帰省して、ご両親に楽健法をする方、毎週旦那様を踏んで旦那様の冷えがなおり、次はお母様が元気になるように毎週踏んでおられる方など。みなさんが「本当に参加してよかった」と喜んでくださることは、私の大きな喜びでもあります。

忙しい現代を一生懸命生きる人達が、少しでも身体が楽になる、病気になる前に、お医者様に診ていただく前に、自分たちで元気になれれば、これほど良いことはありません。

楽健法が広がり、病気を未然に防ぎ、また不具合を早く回復させることができる人が増えれば、こんなに素晴しいことはありません。

最近はコミュニケーション不足の問題をよく聞きますが、楽健法は足で踏むことで皮膚と皮膚が触れ合い、ひいては心と心が触れ合うことにもなります。強すぎないかしら、どの部分を踏めばよいかしら……など、踏む人は相手のことを思いながら、一踏み、一踏みしていきます。

踏まれるひとは感謝をしながら踏んでもらいます。じんわりと踏む足、踏まれるたびに広がる気持ちよさ、何ものにも代えがたい時間を人と共に過ごせることは、本当にありがたいことです。

被災地へボランティアに

踏み合い会の参加者のなかに、東日本大震災の被災地に泥だしのボランティアに通っておられるSさんがおられます。お茶の時間に「みんなで楽健のボランティアに行きたいね」と話していると、二週間後、Sさんから楽健法のボランティアに行きませんかという誘いがありました。本当にありがたいお話でした。

宥厳先生も、「困った人がいたら、奉仕の精神で踏ませていただく気持ちがなくてはいけない」とおっしゃいます。Ｓさんによると、被災した方たちは、みんな心が緊張していて、それをマッサージなどでほぐし、そしてコミュニケーションを図ることは、とても貴重なことだといいます。

心と心の交流、これが一番大切なことです。被災され、心が傷ついた方たちに、独りではない、みんな応援しているということをボランティアを通して、お伝えできればと思いました。そうしてＳさんの協力のもと仙台の近くの七ヶ浜町にボランティアに行きました。

もともと楽健法をする人は、踏まれるのはとても好きですが、踏むことも楽しいという人達です。ほかの人のために、何かができるということは、本当にありがたいことです。

簡単にできる楽健法と出会い、被災された方々のお役に立てたのは嬉しいことでした。

「心と身体はつながっているから、どちらを先にほぐしても良い。身体をほぐすことで、心もほぐれる」と宥厳先生はおっしゃいます。

もう、楽健法に出会ってから十年が過ぎました。私の身体は、少しはほぐれたでしょうか。心は柔らかくなったでしょうか。

東京楽健法研究会の教室には、さまざまな人が通っておられます。また、踏み合い会を通して知り合った方たち、多くの方たちとの出会いは何よりの財産です。

たくさんの仲間の中で、さまざまな価値観の中で、自分の生き方を考え、これからも少しでもみんなの幸せのために、楽健法を実践していきたいと思います。小さな幸せが大きな幸せにつながると信じて……。

効果がすぐに実感できる楽健法 merakkenho, dirakkenho で交感も

ディア・プラストヤワティ・ハディ（在大阪インドネシア総領事館総領事夫人）

インドネシアにはオイルを使う伝統的なマッサージがあって、疲れたときや体の具合が悪いときにマッサージをしてもらう習慣があります。

こうしたマッサージは手でしますが、楽健法のように足で踏んで躰をほぐす方法はなく、わたしにとっても初めての経験でした。一年余り前に日本人の友人に初めて踏んでもらったときの痛みのすごかったこと。両手で布団の端をつかみ、痛いと叫びながら布団のうえを転げまわっていました。

しかし、太腿のつけ根を踏まれると、お腹が熱くなり、温もりが躰の上のほうにひろがっていきます。踏んでいる友人がわたしの顔がピンク色になってきたと言っていました。あとで楽健法は血流をよくすると聞き、納得するとともに楽健法の早い効果に驚きました。

それから、神戸や大阪に住んでいるインドネシア女性、おもに日本に赴任している夫に同行して滞在している方たちを誘って、週に一回の割りで楽健法をするようになりました。はじめは力を入れて踏んでいたので、疲れま

したが、慣れてくると躰の重心を移しながら踏むといいなど踏み方の要領がわかってきました。

参加した人たちのなかには、人前で躰を無防備に開く姿勢になることが恥かしかったり、踏まれると痛いのではないかと心配する人もありました。しかし実際に踏んでもらうと、気持ちがいいと言って、すぐに楽健法のファンになりました。

二人一組になって踏んだり、踏まれたり。インドネシア語では動詞の頭にmeをつけるので、楽健法で踏むことをmerakkenho、踏まれることを受身形にしてdirakkenhoという新しい言葉もつくりました。

お喋りをしながら踏んだり踏まれたりしていると、それまであまり親しくなかった人との間の壁が消え、人としての温かい気持ちが湧いてきます。それは不思議な体験でした。

楽健法のあとは疲れがとれ、夜よく眠れるようになりました。楽健法を続けていくと、躰が変わっていきましたが、いちばんの変化は便秘が治ったことです。高校生の頃からのしつこい便秘でしたが、毎日規則正しく通じがあるようになり、嬉しいです。

今では躰のコンディションを維持するために楽健法はわたしになくてはならないものになりましたので、インドネシアに帰国してからも周りの人たちに呼びかけて、続けていかなければならないと思っています。

日本で出会った楽健法をインドネシアでどのように育てていくか、希望をふくらませているところです。

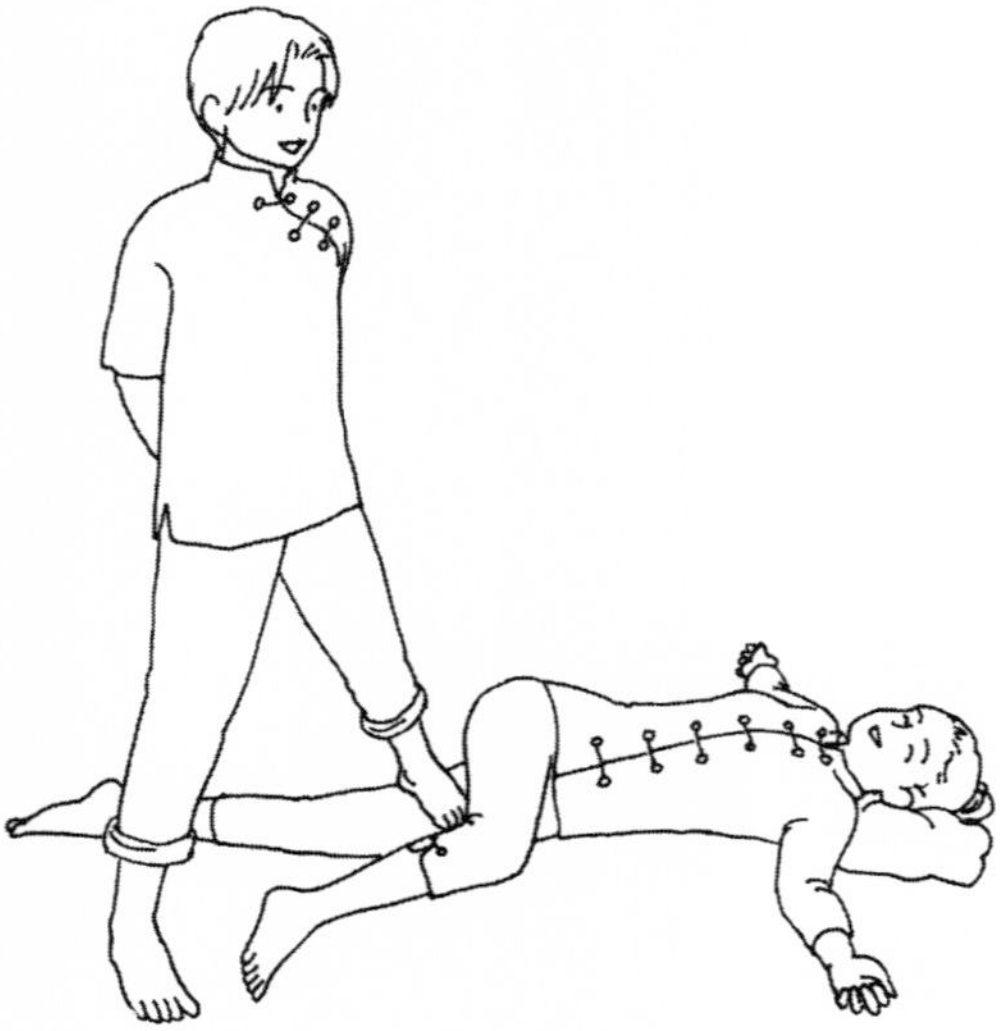

Les deux, sentent gratitude et compassion,
finissent le Rakkenho avec les paumes joignant en devotion,
et chantent le mantra de l'illumination.
Reçoit la lumière, et dégage ta propre lumière!

Aussi tôt que le Buddha a fini de prêcher le Dharma, il tourne sa main droit vers les Bodhisattvas. Alors, leurs corps s'entourent de lumière; ils deviennent même illumine; et leurs esprits sont illuminées. Ils s'inclinent vers les pieds de Buddha, et alors ils sortent pour prêcher le Rakkenho vers le monde, chacun dans son pays.

Demande au receveur maintenant de garder la même posture,
mais de tourner sa face vers la droite.
Donneur, met-toi à gauche de la tête du receveur,
et presse avec le pied gauche sur l'épaule gauche, le Gokumu.
La pression et la respiration de l'un et de l'autre doivent être en harmonie,
expirer quand le pied presse.
Ensuite, passe vers la droite, et répête comme avant.

【poit name Himitsu】

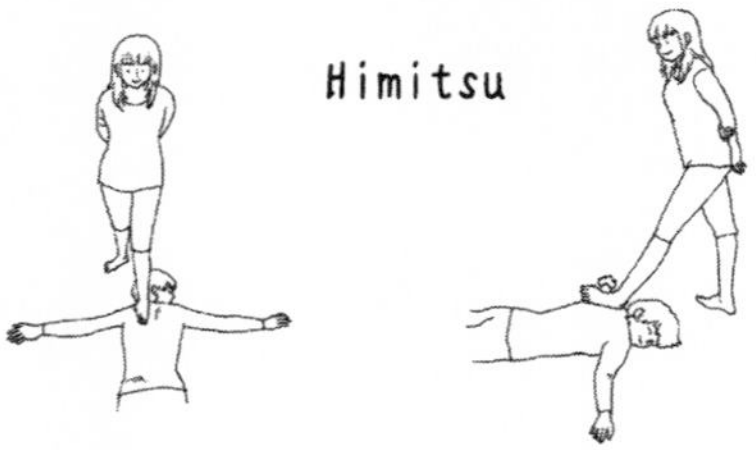

Demande au receveur de garder la même posture.
Donneur, agenouille-toi avec le receveur entre les jambes.
Joignant les paumes, avec une ouverture en bas,
et presse simultanément les deux côtés de la colonne vertébrales.
Avec la lourdeur de ton corps sur les lames de tes paumes,
bouge en bas lentement.
Les deux respirations doivent être harmonisées.

【poit name Ichido】

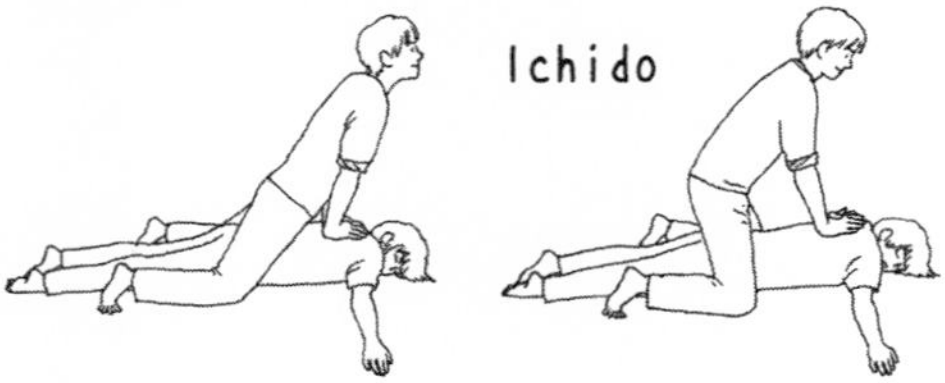

Demande au receveur de se coucher avec la face en bas comme avant.
Donneur, presse le sur les deux plantes des pieds, le Kakushin.
C'est le point secret qui donne l'harmonie dans le corps total, alors pratique le chaque jour avec zèle .
Donneur, détourne toi du receveur,
et presse lui avec les deux talons sur le Kakushin, en bas et en haut.

【point name Kakushin】

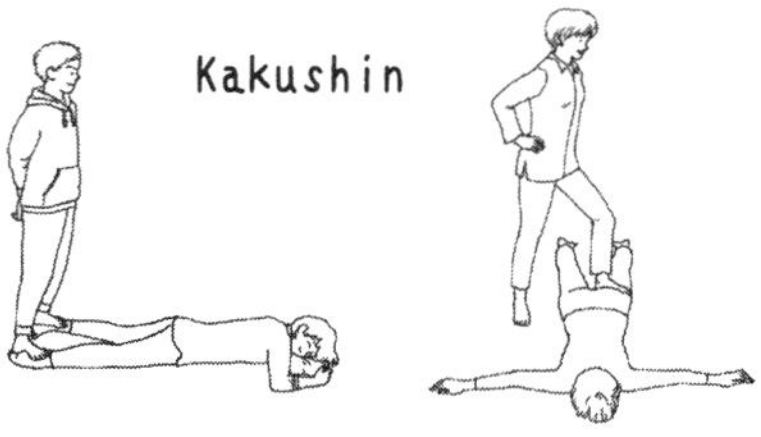

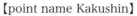

Demande au receveur d'étendre latéralement les deux bras.
Donneur, met-toi près de la main gauche de ton partenaire,
et presse doucement avec le pied droit sur le Gokumu,
descent vers l'épaule jusqu'à l'extremitè de ses doigts.
Ensuite, passe vers la droite, et répête comme avant.

【poit name Gokumu】

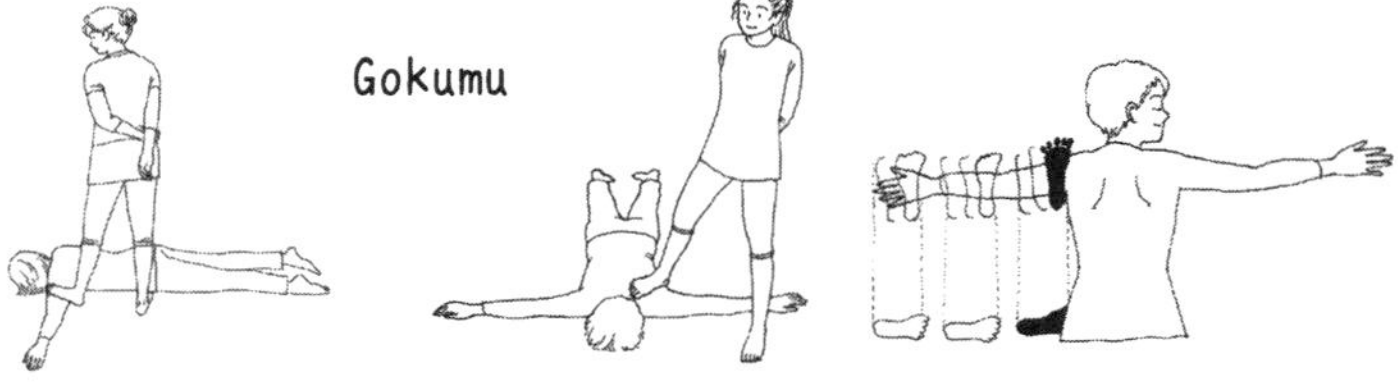

Demande au receveur de se coucher sur sa face.
Donneur, met-toi entre ses jambes et presse
avec le pied droit sur sa fesse gauche,
ensuite le derrière de sa jambe gauche,
et descend du Daijo vers Batsugo.
Si il y a des parties dures, presse les répêtitivement et minutieusement.
Ensuite, passe vers la jambe droite, et répête comme avant.

【point name Batsugo】

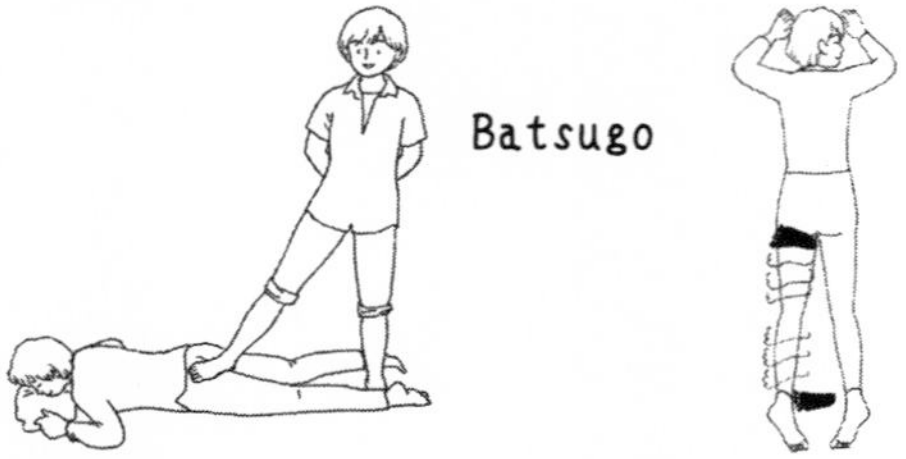

Donneur, met-toi a l'extérieur de la jambe gauche du receveur.
Presse le avec le pied gauche sur sa fesse gauche,
et puis sur le derrière de la jambe gauche,
descend du Daijo vers Batsugo.
Si le receveur a des douleurs a la hanche,
presse répêtitivement et minutieusement sur le Daijo,
spécialement sur la partie dure.
Ensuite, passe à droite, et répête comme avant.

【point name Daijo】

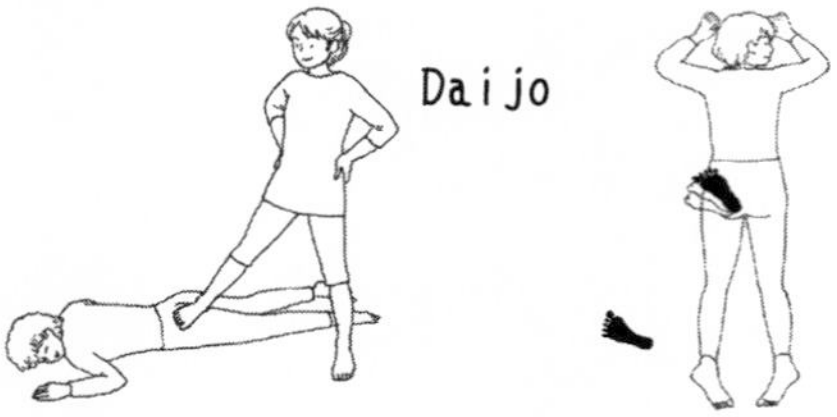

Demande au receveur de se mettre sur le dos,
et presse lui sur le point du Yodo gauche,
et descend de la region inguinal vers le genou.
Presse lentement et profound sur la region inguinal,
en chantant le mantra de l'illumination en faisant
une pression à chaque phrase.
Ensuite, passe vers le Yodo droit, et répête comme avant.

【point name Yodo】

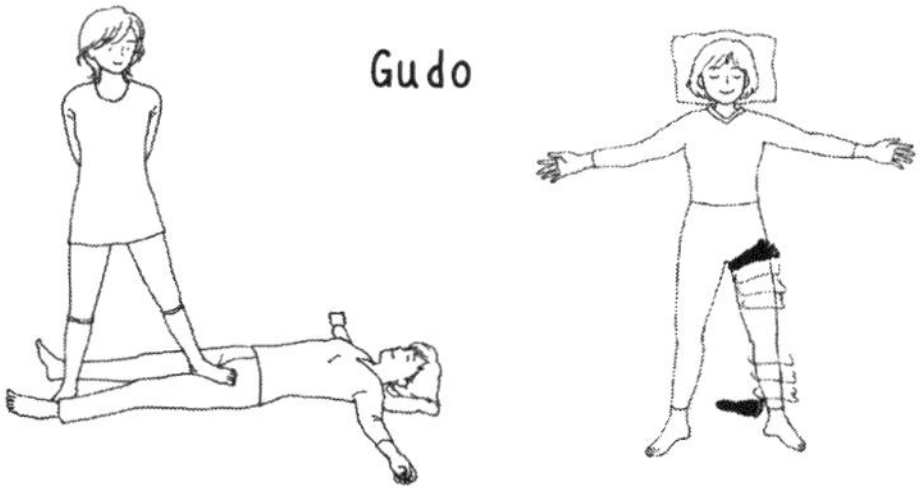

Demande au receveur d'étendre latéralement les deux bras.
Donneur, met ton pied droit près de son main droit,
et presse avec le pied gauche sur la partie de l'épaule de sa poitrine,
et descend de son bras vers ses doigts.
Presse lentement sur le Yuiun vers l'extrèmité des doigts.
Ensuite, passe vers le Yuiun droit, et répête comme avant.

【point name Yuiun】

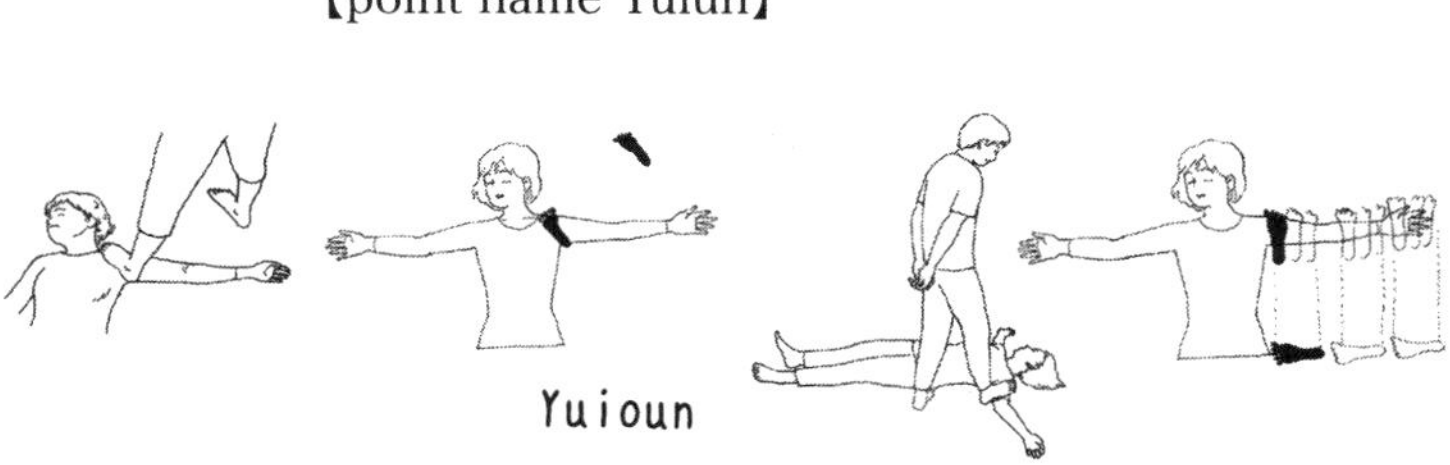

la jambe gauche toute droite, et la jambe droite repliée.
Le donneur, avec les jambes bien ouvertes,
se met à côté du pied de recevoir.
Il presse avec le pied gauche la base du Teiyo,
et continue vers les pieds.
Presse lentement, et une respiration par pression.

【point name Teiyo】

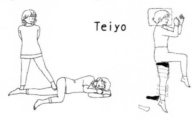

Maintiens les jambes du receveur comme avant,
mais retourne son corps supérieur sur le dos.
Donneur, met ton pied droit près du talon de ton partenaire.
Presse alors avec le pied gauche sur le point de Gudo.
Presse spécialement bien sur la base de la cuisse.
Ensuite, retourne le receveur sur son côtè droit,
et répête comme avant.

【point name Gudo】

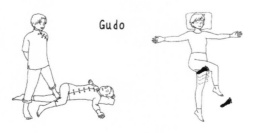

able. L'aspect le plus important est quelle méthode on applique. Surtout, enlève toutes les pensées negatives, et croit dans la possibilité. Croit et pratique le Rakkenho!"
"Rakkenho est une pratique facile, et comprend des verités profondes. C'est un Yoga altruiste, un Yoga pour des couples. Il faut le pratiquer avec sincérité, et sauver toutes les âmes vivantes avec. Si tu le fais chaque jour, tes pieds vont necessairement briller et tu vas marcher avec un pas léger. N'importe où tu ailles, tu peux changer ce monde-ci en un monde du Ciel Pure, une mer de lumière du Buddha. Ceux qui donnent le Rakkenho seront guéri, et reçevront la paix. Et, par la pratique du don, ceux qui le donnent, connaîtront le Dharma du Buddha et mettront en action le sang et l'énergie de la vie. Les deux recevront de bons résultats."

Alors, le Buddha dit ainsi dans un gatha, un poème:
Ceux qui apprennent et pratiquent le Rakkenho
peuvent guérir des maladies et peuvent guérir des gens;
ces derniers se libèrent de la peur et donnent un sens de l'amour.
N'importe comment on souffre d'être malade,
si on apprend et pratique le Rakkenho pour guérir des autres,
ça va sûrement guérir aussi soi-même.
Sauver les autres devient se guérir soi-même.
Quand on pratique le Rakkenho,
on devient un homme de lumière.

Demande au receveur de se retourner sur son côté gauche, avec la tête au nord et sur un oreillet,

tique est necessaire. Pratique le Rakkenho avec tout ton coeur, comprend et fait l'expérience de cette état de l'unité entre le corps et l'esprit." Parlant ainsi, le Buddha le presse doucement sur le Gokumu avec son pied, chantant le mantra illuminé. Le bras de Kendappa devient doux et détendu bien vite, et peut toucher maintenant le tapis. Les Bodhisattvas voient tout ceci dans une état d'illumination.

Ensuite, le Buddha va vers la tête de Kendappa et presse avec son pied gauche la base de l'épaule gauche, en touchant presque le tapis avec son talon. "Cette partie, je l'appelle Himitsu (secret 秘密). Cette partie prédit toutes sortes de maladies. La rigidité des épaules peut signaler l'arrivé des maladies. La constipation peut aussi être un signal de cela. Ne sous-estime pas ses signes. Et tu dois essayer de resoudre le secret."

Ensuite, le Buddha monte sur le dos de Kendappa et, joignant les paumes, il presse les muscles sur les deux côtés de sa colonne vertébrale, et descend vers le bas. "Cette partie, je l'appelle Ichido (premier chemin 一道). Quand un homme pert la balance de la colonne vertébrale et des muscles, il souffre de diverses maladies. Nous arrangons le corps total pour que le Ichido s'harmonise. Quand vous touchez le Ichido, on peut sentir l'amour, et un sentiment de gratitude pour la vie et tout ce que le Ciel et la Terre vous a donner peut surgir."

Le Buddha se mit debout, retourne a son siège, et rit avec miséricorde pour tous les Bodhisattvas, qui se sentent plein de grace comme si eux aussi recevait le Rakkenho du Buddha autant que Kendappa. Le Buddha dit, "C'est parcequ'on comprend pas l'essence du therapie qu'on meurt jeune à cause des maladies. Comprend bien qu'il y a pas de maladie incur-

fesse gauche de Kendappa; après il descend vers le derrière du genou. Le Buddha dit, “J’appelle les fesses Daijo (grand vehicule 大乗); la partie derrière des cuisses, je l’ appelle Batsugo (karma détruite 抜業). A la base de tous les muscles il y a des enflures. Quand ces enflures grandissent, les muscles se contractent, la circulation du sang est bloquée, le liquide du corps diminue, la partie devient froide et le resultat est des maladies. Specialement les enflures des fesses refroidissent le corps. Pour guérir les maladies, il est important de restaurer la fluidité de ce courant. Ceci est une pratique facile. Du moment que ces enflures sont douces et détendues, même les maladies plus difficiles et chroniques se guérissent. Le plus important est de faire la pratique dans toute sincérité.”

Ensuite, le Buddha presse avec le pied sur les deux plantes de Kendappa, et dit, “Cette partie, je l’appelle Kakushin (esprit illuminé 覚心). Les plantes des pieds peuvent être considérées comme une sorte de cervaux. Plus on utilise les pieds, plus ils trouvent eux-même leur chemin envers les enflures. Ainsi doit-on bien prendre soin des pieds. Kakushin est une partie et en même temps le total. C’est le total, et en même temps la partie. Il faut bien considérer ceci. Il faut bien presser sur le Kakushin et laisser bien circuler l’energie de la vie, le Ki. Alors, fait le juste effort assidument.”

Ensuite, avec son pied, le Buddha presse Kendappa sur la base du bras. Le Buddha dit, “Cette partie, je l’appelle Gokumu (ultime non 極無). Kendappa, comme il était un homme grand et flexible, n’était pas capable de laisser toucher le tapis avec son bras. Ceux qui ne sont pas capable de le faire peuvent avoir un problème de gastroptose. Ça montre que le corps est devenu bien dur et une grande pra-

en gardant ses jambs comme avant, et presse le parti plus intérieure du Teiyo gauche avec son pied. Kendappa sentait d'abord un douleur brûlant, mais etrangement ça se transforme dans une sensation comfortable, comme si une energie divine retourne dans son corps. Le Buddha disait, "J'appelle cette partie Gudo (愚童). Du moment que ça se détent, le foie et les reins deviennent plus vigoureux, la menstruation devient plus regulière, la pensée aussi plus pacifique et serene. On peut avoir un bébé en bonne santé, et être conscient de la signification de son propre Soit."

Ensuite, le Buddha demande à Kendappa de tourner ses jambs de manière qu'il s'allonge sur le dos, et il presse avec ses pieds sur la cuisse de Kendappa envers l'aine jusqu'au genou. "Cette partie, je l'appelle Yodo (嬰童)," le Buddha dit. "Si on presse bien, l'estomac peut être bien activé, la vue peut revenir et la spiritualité naturelle peut surgir, juste comme un bébé qui vient de voir le monde pour la première fois." Et aussi vite que le Buddha a fini de presser sur le Yodo, Kendappa voit la face honorable du Buddha beaucoup plus claire et radiant qu'avant. Et il apprécie avec gratitude de faire connaissance avec le Buddha, et le miracle d'être administré le Rakkenho par lui.

Ensuite, le Buddha presse avec le pied l'espace autour de l'épaule de la poitrine de Kendappa; après la base de son bras, il descend vers l'extremité des doigts. Le Buddha dit, "Cette partie, je l'appelle Yuiun (唯蘊). Du moment que ceci est detendue, la pensée peut être bien en contact avec l'action, et les diverses maladies du coeur et des poumons peut être gueri facilement."

Ensuite, le Buddha demande à Kendappa de se tourner avec la face vers la terre, et presse avec son pied droit d'abord la

ne coupent pas les racines des maladies. Dans notre pays, le Yoga est transmis depuis des siècles. Il est une auto-assistance pour la guérison de soi, mais beaucoup de gens sont trop malades pour s'auto-guérir."

"Rakkenho est la plus facile manière de purifier le corps, la meilleure voie pour restaurer le flux de l'énergie corporelle, la voie pour guérir des maladies causées par un poison spirituel et l'accumulation des fatigues." Le Buddha continue.

"Quand on pratique le Rakkenho, on doit toujours commencer avec le côté gauche du corps et après le côté droit."

Alors le Buddha commença à presser la base de la cuisse de Kendappa avec son honorable grand pied gauche. A ce moment le pied du Buddha s'illumina et, entrant dans les yeux des Bodhisattvas, cette lumière ouvrit leurs yeux spirituels. Ils constatèrent immédiatement que d'un coup, la jambe de Kendappa s'était assouplie. La douleur de la hanche de Kendappa, causée par une longue pratique du Zazen, était donc guérie tout d'un coup. La douleur de la hanche de Kendappa, causée par une longue pratique de Zazen, était vite guérie. Kendappa avait senti le pouvoir sacré des pieds de Buddha entrer en lui comme un fleuve et trouver son chemin dans le corps, et ses yeux se remplirent des larmes.

Le Buddha disait, "J'appelle le base de la cuisse que je suis entrain de presser Teiyo (羝羊). Ceci est le courant de la vie qui met en contact le centre du corps avec le centre des pieds. Du moment que ces parties, gauche et droite, sont détendues, le courant de sang, le courant de corps liquide, se met à bien circuler. Il va s'eveiller spontanément d'illusion, et un désir spirituel va surgir en lui."

Ensuite, le Buddha demande à Kendappa de tourner la partie supérieure du corps avec la face tourner vers le haut mais

gens peuvent demander l'aide des Lumineux Rakken Bodhisattvas."

"Bodhisattvas! Quand on rencontre les gens, comment peut-on donner la lumière? Est-ce qu'on peut sauver les gens qui souffrent de maladies mentales ou physiques seulement par l'enseignement de la verité? Non, ça peut être un peu trop difficile de les sauver seulement par des mots de la verité. Bodhisattvas! Vous devez faire l'expérience et la compréhension de mon propre enseignement avec un oeil spirituel, et sauver toutes les âmes vivantes!"

Ainsi prêchait le Buddha.

Ensuite, il appella Kendappa et lui demanda de se coucher sur le Rakken-mandala. Kendappa se coucha sur un côté, la tête tournée vers le nord, la jambe gauche toute droite, et la jambe droite repliée. Il salua le Buddha en joignant les paumes. Le parfum et la musique du Ciel se répandirent partout. Le Buddha se mit aux pieds de Kendappa, il hocha la tête en souriant et dit : "Maintenant je vais transmettre le Rakkenho".

"Souffrant des maladies incurables, beaucoup de gens se demandent: 'Quel karma de ma vie passée est la cause de ces souffrances?' La plupart de nos maladies trouvent leur origine dans l'ignorance de la vie spirituelle, dans le fait d'être non-conscient du vrai Soi, dans le manque de réflexion sur son propre Soi et dans l'ignorance de la diète. Il existe une diversité de méthodes pour guérir: la guérison peut s'obtenir par les mains, par la diète, par le jeûne, par l'Ayurveda, etc. Toutes ces méthodes produisent des effets sans doute, mais elles demandent beaucoup d'efforts pour être appliquées et

hisattvas sur une place appelée Yushibaka, le Buddha était entrain de prêcher le “Rakkenho”. Il expliquait l’essence de cet enseignement et donnait un exemple de cette pratique, utulisant Kendappa comme modèle:
D’abord, le Buddha se met debout, et en montrant ses pieds, il lui dit:
“Kendappa et Bodhisattvas! Que-ce que vous pensez des plantes de mes pieds et des vôtre? Est-ce qu’on a les pieds seulement pour toucher la terre?”
“Si tu penses que c’est seulement pour marcher sur la terre qu’on utilise les pieds, alors, même si tu suis un chemin, la Voie, la Verité de Dharma, jamais tu ne connaîtras. La Voie met en contact non seulement les localités, mais aussi les coeurs des hommes et l’essence de toutes les âmes vivantes. Si tu veut suivre la Voie, tu as besoin d’une bonne santé, et specialement des pieds forts. Sans cela, pas de progrès possible.”
“En plus, même si tes pieds sont forts, et même si ton corps est en bonne santé, pour sauver les âmes vivantes, on a aussi besoin d’une bonne tête, un coeur aimant, et le désir d’apprendre à tout instant de ceux que tu veut sauver. C’est seulement de cette manière que tu auras des pieds forts. Si tu as le désir d’apprendre le Rakkenho et un coeur qui aime les âmes vivantes, tes pieds seront pleins de lumière et changeront l’obscurité en lumière. ”
“Ceux qui pratiquent le Rakkenho s’appellent Lumineux Rakken Bodhisattvas. N’importe où que tu ailles, à l’est, à l’ouest, au sud, ou au nord, un grand monde va venir devant tes pieds lumineux. Peut-être, entre eux il y aura des riches et des pauvres, certaines seront en bonne santé et forts, mais d’autres malades et faibles. Même sur le point de mourir, les

Rakkenho Sutra

-Le Sutra de la Méthode Facile de la Santé-

Traduction par Peter Baekelmans

Avant-propos:
Cette Rakkenho-sutra n'est pas un sutra du Bouddhisme Esotérique de l'Inde ancien, mais un texte que j'ai écrit moi-même. Rakkenho est un Yoga altruiste, et je l'appelle "Futari-Yoga" (Yoga pour Deux) . Celui qui donne, en union avec la respiration de celui qui reçoit, presse tranquilement et avec gentillesse le corps de l'autre personne d' une manière que celui-ci ne sente pas beaucoup de mal. Quand ça termine, le donneur et le receveur échange de rôle. La chaleur humaine et la familiarité en faisant ceci ouvrent les coeurs. De cette manière, la communication entre des membres de famille devient plus chaleureuse, quelque chose qui manque ces jours-ci.
La pratique du Rakkenho, des maladies chroniques et souffrances mentales disparaissent et, avant qu'on s'en rende compte, la santé revient.
En plus, on peut faire l'expérience de la merveille de la pratique de donner: “rendant les autres heureux, on devient soit-même heureux”. En reconnaisant le fait que nous vivons grâce au support l'un de l'autre, un sens de gratitude va certainement surgir dans nos coeurs.

Ainsi j'ai entendu:
Un jour gai en hiver, assis entre une multitude de Bod-

entiende la esencia de la terapia que uno muere joven de enfermedades. Debes entender que no hay enfermedad incurable. La cosa más importante de todas es que método aplicar: Sobre todo, arroja lejos los pensamientos negativos, y cree en la posibilidad. ¡Cree, y practica Rakkenhô!

Rakkenhô es una practica fácil, e incluye una profunda verdad. Es un yoga altruista, un yoga para dúos. Debes practicarlo sinceramente, y salvar a todos los seres vivos con él. Sí lo hacéis cada día, vuestros pies necesariamente lucirán brillantemente y caminaras con pasos luminosos. A cualquier lugar donde puedas ir, podrás tomar este mundo en la Tierra Pura Celestial, un mar de la luz de Buda. Aquellos a quien se les da este Rakkenhô serán sanados, y obtendrán la paz. A aquellos que lo administren, a través de la practica de ofrecerse ellos mismos, conocerán el Dharma de Buda, y activaran la sangre y la energía vital. Ambos recibirán beneficio."

llegada de enfermedades, también. No subestime esos signos. Y debes intentar solventar el secreto.”

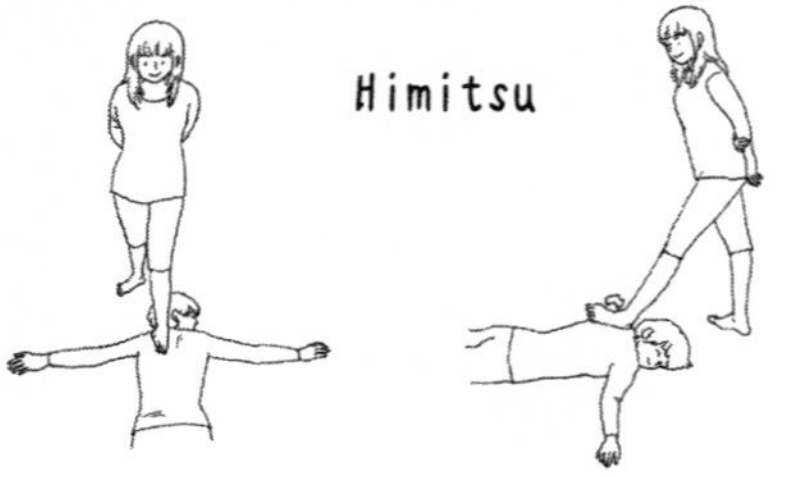

Seguidamente, Buda monto sobre la espalda de Kendappa y, trayendo sus palmas juntas, presiono los músculos sobre cada lado de su columna, desde arrida hacia abajo.

“Esta parte es llamada Ichidô 一道(el camino único). Cuando un hombre pierde el equilibrio de la columna y los músculos, sufre de varias enfermedades. Arreglamos el cuerpo entero a causa de armonizar Ichido. Cuando tocas Ichidô, puedes sentir amor, y el brotar de gratitud por la vida y los alimentos que el Cielo y la Tierra te han dado.”

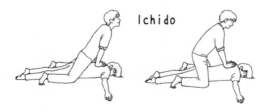

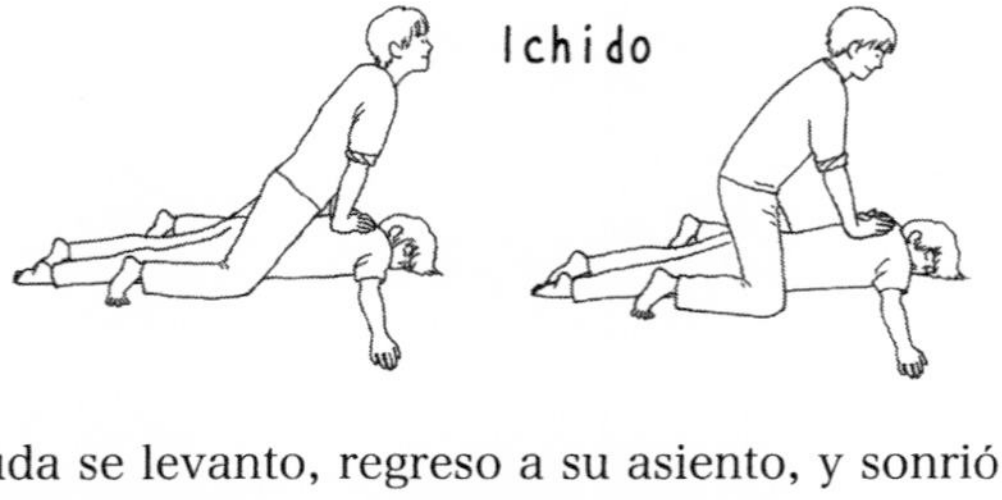

Buda se levanto, regreso a su asiento, y sonrió bondadosamente hacia todos los Bodhisattvas, quienes estaban envueltos en Gloria como si ellos hubiesen recibido Rakkenhô de Buda tanto como Kendappa. Buda dijo, “Es porque no se

Seguidamente, Buda presiono a Kendappa sobre la raíz de la parte superior del brazo con su pie. Kendappa, como era un hombre alto y prieto (lean), no pudo hacer que la parte superior de sus brazos tocaran la alfombra. Buda dijo, "Esta parte es llamada Gokumu 極無(el ultimo no) Aquellos que no pueden hacer que la parte superior de su brazo toquen la alfombra pueden sufrir de gastroptosis. Lo que muestra que el cuerpo esta endurecido y que es necesaria mucha practica. Practica Rakkenhô con todo el corazón, y agarra y experimenta el estado de unidad de cuerpo y mente." Diciendo así, Buda le presiono ligeramente sobre Gokumu con su pie, recitando el mantra de la iluminación. El brazo de Kendappa se suavizo y relajo muy pronto, y pudo tocar la alfombra. Los Bodhisattvas contemplaron todo esto en un estado de iluminación.

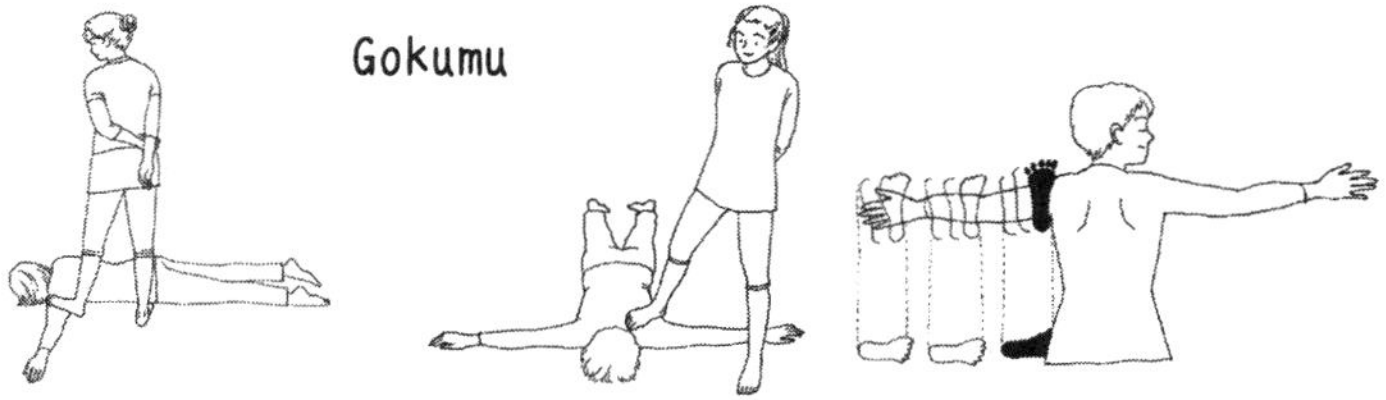

Seguidamente, Buda fue sobre la cabeza de Kendappa y presiono con su pie sobre
la raíz del hombre izquierdo, su talón cercano a tocar la alfombra. "Esta parte es llamada
Himitsu 秘密 (el secreto). Esta parte presagia varias enfermedades. El endurecimiento de
los hombros puede señalar enfermedades venideras. El estreñimiento puede señalar la

son suavizadas y soltadas, incluso las enfermedades más difíciles y crónicas serán sanadas. Tu solo debes practicar sinceramente."

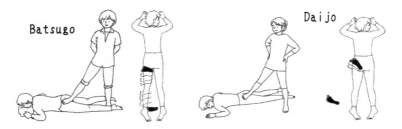

Seguidamente, Buda presiono con su pie ambas plantas de los pies de Kendappa, y dijo, "Esta parte es llamada Kakushin 覚心(la mente iluminada). Las plantas de los pies pueden considerarse como una clase de cerebro. Contra más son usados los pies, mas encuentran la manera de hincharse por sí mismos. Por lo que debes tener cuidado con ellos. Kakushin es una parte y sin embargo también es el todo. Son el todo y sin embargo también son una parte. Debes considerer esto profundamente. Debes presionar bien sobre Kakushin y permitir que la energía viva Ki circule bien.
De este modo harás verdadero esfuerzo diligentemente".

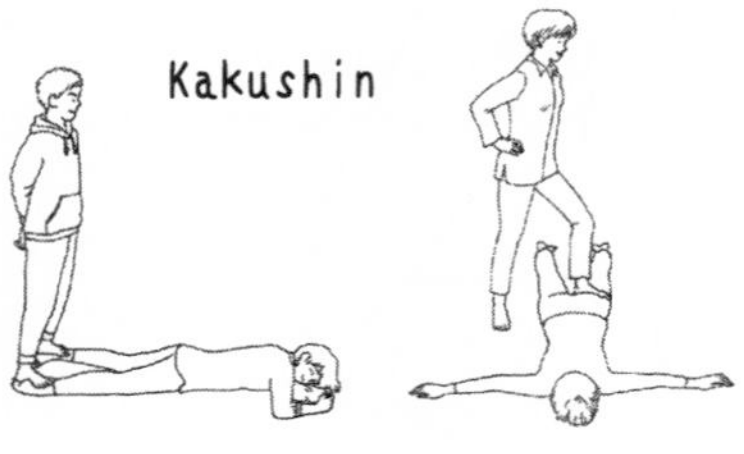

Seguidamente, Buda presiono con su pie alrededor del hombre sobre el pecho de Kendappa, entonces la raíz de su brazo, descendiendo hasta la punta de sus dedos. Buda dijo, “Esta parte es llamada Yuiun 唯蘊(uno solo). Una vez esta relajada.Los pensamientos pueden ser bien conectados con los hechos, y varias enfermedades del corazón y los pulmones pueden ser sanadas fácilmente”.

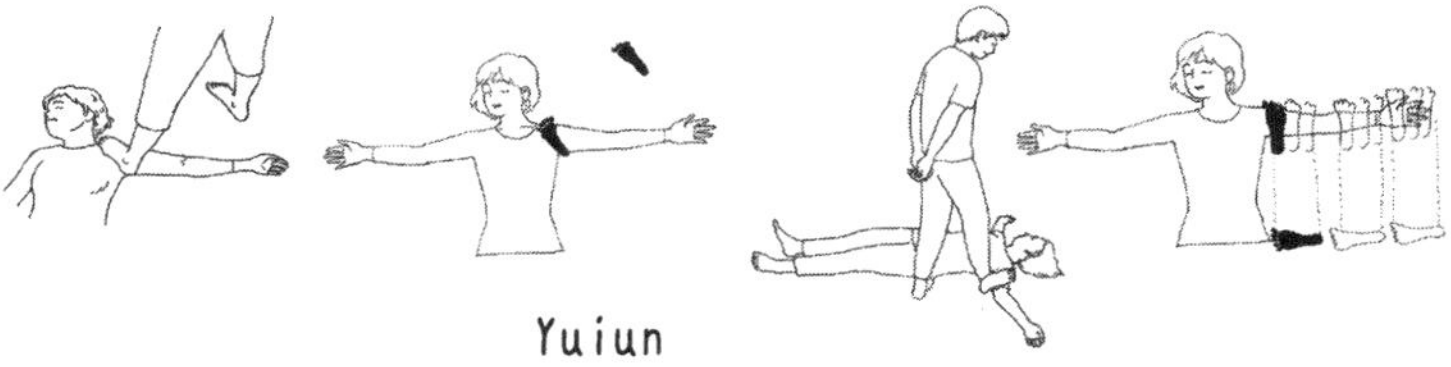

Seguidamente, Buda hizo a Kendappa echarse boca abajo, y presiono con su pie derecho primero la nalga izquierda de Kendappa, entonces descendió alrededor del reverso de la rodilla. Buda dijo, “las nalgas son llamadas Daijô 大乗(el gran vehículo); la parte trasera de los muslo son llamados Batsugô 抜業(anulando el Karma). Hay hinchazones en la raíz de todos los músculos. Cuando esas hinchazones crecen, los músculos se contraen, la circulación de la sangre se bloquea, los fluidos circulando en el cuerpo se enlentecen, las partes se vuelven frías y finalmente se causan enfemedades, especialmente las hinchazones de las nalgas hacen el cuerpo frió. Para conseguir sanar las enfermedades, no hay nada mejor que hacer la corriente de los conductos fluida. Esto es una practica fácil. Una vez las hinchazones regulariza, la mente se convierte en pacifica y serena. Uno podrá tener un hijo sano, y sé será consciente del significado del propio ser."

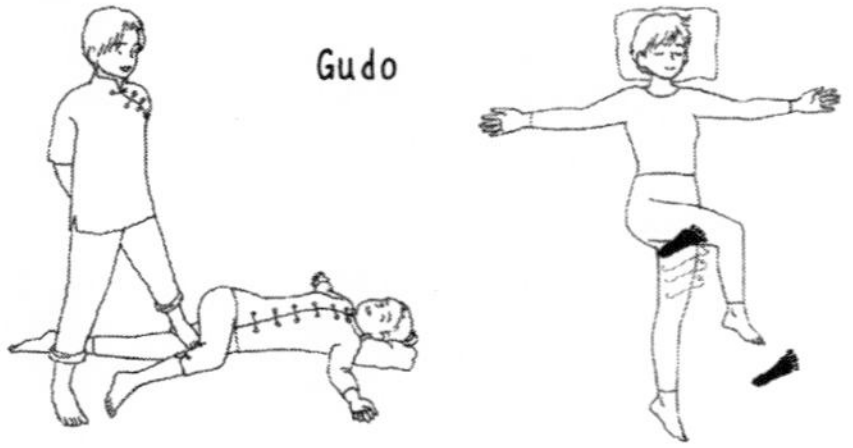

Seguidamente, Buda hizo que Kendappa girara su pierna, así que estaba tumbado sobre su espalda, y presiono con su pie sobre el muslo de Kendappa descendiendo desde los testículos a la rodilla. "Esta parte es llamada Yôdô 嬰童 (niño pequeño),"Buda dijo.

"Si este es dien presionado, el estomago puede ser bien activado, se puede recobrar la buena vista y la espiritualidad natural puede ascender, justo como un niño recién nacido que ve el mundo por primera vez." Y tan pronto como Buda termino presionado sobre Yodo, Kendappa vio la honorable cara de Buda mucho mas claramente radiante que antes, a pesar de su visión corta debido a la edad. Y aprecio con gratitud el milagro de encontrar a Buda, y le administrara Rakkenhô a él.

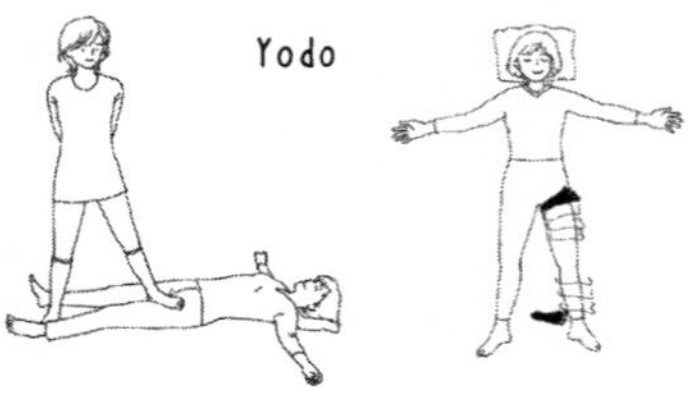

Kendappa,causada por la practica de Zazen por largo tiempo, fue curado en un momento.
Kendappa sintió el sagrado poder del pie de Buda manando dentro de él y corriendo a Través de su cuerpo, y sus ojos se inundaron con lagrimas.

Buda dijo “Llamo a la raíz del muslo sobre el que estoy ahora presionando Teiyô 羝羊(carnero). Es el conducto de la vida que conecta el centro del cuerpo con el centro de los pies. Una vez esas partes, ambas izquierda y derecha, son relajadas, la corriente sanguínea, la corriente de los fluidos del cuerpo, empieza a brotar regular y fluidamente. El despertara espontáneamente de la ilusión y la aspiración espiritual florecera dentro de él.”

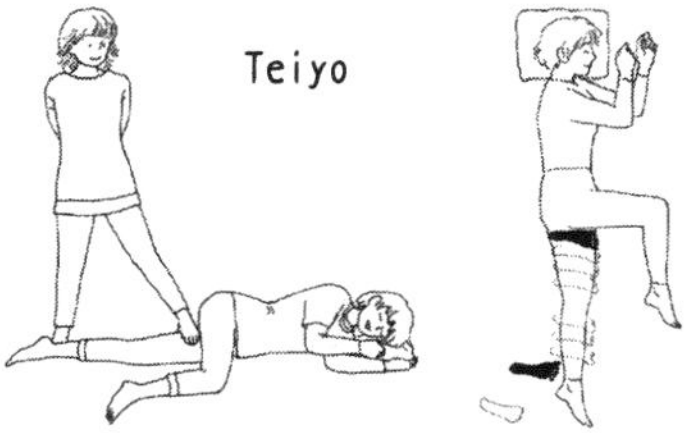

Seguidamente, Buda hizo que Kendappa girase la parte superior del cuerpo con la Cara hacia arriba mientras seguía manteniendo las piernas como antes, y presionando sobre la parte más interma del Teiyô izquierdo con su pie. Kendappa sintió primero un dolor quemante, pero extrañamente cambio en una confortable sensación como si la divina energía estuviese retornando a su cuerpo. Buda dijo, “Yo llamo a esta parte Gudô 愚童(niño imbécil). Una vez son relajados, se vigorizan el hígado y el riñón, la menstruación se

"Hay muchas personas que sufren de enfermedades incurables quienes se afligen y se preguntan ¿Qué karma de una vida pasada me causa tal sufrimiento ? Pero la mayoría de las enfermedades son causadas por la ignorancia de la vida espiritual, por ser ajeno a la propia verdad, por la falta de reflexión sobre uno mismo, y por la ignorancia de la dieta. Hay muchos métodos de sanación, como la sanación por las manos, la dieto terapia, el ayuno, el ayurveda y más. Pienso que cada una de ellos tienen suma eficacia, mucho esfuerzo es necesario para aplicarlos, y puede ser difícil cortar las raíces de la enfermedad. En nuestro país, el Yoga ha sido transmitido desde los tiempos antiguos. El Yoga es un método de autoayuda —pero algunas personas están demasiadas enfermas para ayudarse a sí mismas.

"Rakkenhô es uno de los mejores y más fáciles caminos para qurifícar el cuerpo, restaurar el flujo de la energía corporal, sanar las enfermedades causadas por los venenos espirituales, y recobrase de la fatiga acumulada". Buda continuo: "Cuando practiquéis Rakkenhô, dedéis siempre empezar con el lado izquierdo del cuerpo, y después de eso el lado derecho."

Buda empezó a presionar a Kendappa sobre la raíz del muslo con su honorable y alargado pie izquierdo. Sobre la que el pie de Buda irradiaba luz, y cuando esa luz se derramaba sobre los ojos de los Bodhisattvas, sus ojos espirituales se abrían. Encontraron que las piernas de Kendappa habían sido aliviadas velozmente. El dolor en la cintura de

"Aquellos quienes practican Rakkenhô son llamados Brillantes Bodhisattvas Rakken. Donde quiera que vayáis—al este, al oeste, al sur o al norte—en cualquier lugar mucha gente se reunirán por vuestros iluminados pies. Algunos pueden ser ricos, otros pobres. Algunos pueden estar sanos, otros enfermos o débiles. Puede haber gente cercana a la muerte, quienes todavía pregunten por la ayuda de un Brillante Bodhisattva Rakken.

"Bodhisattvas! Cuándo encontremos estas personas, ¿cómo les ofreceremos la luz ?
Solo enseñando la verdad, ¿podremos salvar a las gentes que sufren de enfermedades mentales o fisicas ? ¡Ay¡, puede ser demasiado dificil salvarles solo por las palabras de verdad. Bodhisattvas! Debéis experimentar y entender mis senseñanzas con los ojos del espíritu, y salvar a todos los seres vivos¡"

Así predico Buda.

Entonces llamo a Kendappa, e hizo que se tumbara sobre un mandala Rakken,
Kendappa, echado sobre su lado con su cabeza hacia el norte, su pierna izquierda recta, su Pierna derecha doblada, saludando a Buda llevando sus palmas juntas. Seguidamente, la Fragancia y la música del cielo se propago sobre todos. Buda estaba de pie sobre los pies de Kendappa, inclino la cabeza con una sonrisa, y dijo, "Ahora transmitiré Rakkenhô":

He oído así:

Un cálido y placentero día de primavera en un lugar llamado Yushibaka, sentado en medio de una multitud de Bodhisattvas, Buda predico Rakkenhô: Explico su esencia y les dio un ejemplo de la practica, usando Kendappa como modelo:primero, levantándose y mostrándoles su pie, Buda les dijo,

"Kendappa y Bodhisattvas! ¿ Que pensáis que son las plantas de mis pies y las vuestras? ¿ Es solo con el suelo que nuestros pies hacen contacto?

"Si pensáis que nuestros pies se usan solo para caminar en el suelo, entonces si alguna vez seguís un camino, nunca conoceréis la Vía, la verdad del Dharma. El Camino no solo conecta los lugares, sino también los corazones humanos y las esencias de todos los seres vivos si queréis seguir el Camino, necesitáis un cuerpo sano, y especialmente fuertes pies. Sin esto, ningún progreso puede hacerse.

"Por otra parte, aunque quizás vuestros pies sean fuertes y aunque vuestro cuerpo pueda ser fuerte, en orden a salvar a los seres vivos en la distancia a través de los campos de penalidades, también necesitas una mente sana, un corazón de amor y la aspiración para aprender en cualquier momento de aquellos a los que salvareis. Solo en esta forma tendréis realmente un pie fuerte. Habrá luz en vuestros pies cuando tengáis, ambas, la aspiración para aprender Rakkenhô y el corazón de amor por todos los seres vivos. Entonces vuestros pies brillaran, y tornaran la oscuridad en luz.

Sutra Rakkenhô

-Sutra del Método para Disfrutar de la Salud –

Introducción:
Esta Sutra-Rakkenhô no es un Sutra del Budismo esotérico de la Antigua india o Shingon shû, sino un texto que he escrito yo.
Rakkenhô es un yoga altruista, que yo llamo "Futari-Yoga"(Yoga para dos). El dador, unificando su respiración con el receptor, presiona suave y gentilmente con la planta de un pic el cuerpo de la otra persona en tal foma que el receptor no sienta demasiado dolor y cuando se ha terminado dador y receptor intercambia sus papeles. El calor humano y familiaridad(kinship) en hacerlo abre los corazones de uno y otro. Pudiendo hacer que la comunicación entre los miembros de las familias llegue a ser viva- la falta de la cual es un problema en la sociedad actual.

A través de la aplicación de Rakkenhô, las enfermedades crónicas y mentales desaparecen y algunas veces la salud retorna antes de que uno pueda darse cuenta.

Aun más, uno puede experimentar la maravilla de la práctica del ofrecimiento: lo que "hace felices a los otros también nos hace felices a nosotros". Si conocemos la realidad de que nuestras vidas están basadas en las de los otros, una sensación de gratitud nunca dejara de brotar de nuestro corazón.

Both, feeling thanks and compassion, finish Rakkenho
with palms together in worship, chanting the enlightenment mantra.
Receive light, and radiate your own light.

As soon as Buddha finished preaching the dharma, he turned his right hand towards the Bodhisattvas. Their bodies became surrounded with light, were illuminated and enlightened. They bowed to the Buddha's feet, then left to preach Rakkenho to the world, each in their respective field.

rewritten by Shigeru YOSHINO
Peter BAEKELMANS
Sam CAVIOR

Let receiver now keep the same posture
but turn his face turn to the right.
Giver, stand near the left side of the receiver's head
and press down with the left foot on the left shoulder, Gokumu.
Step in harmony with each other's breath,
breathing out as the feet are pressed.
Next, move to the right, repeat as before.
【poit name Himitsu】

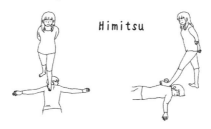

Let the receiver keep the same posture.
Giver, sit astride the receiver at his knees.
Bring your palms together, with the opening below,
and simultaneously press both sides of the backbone.
With all your body weight on the blades of your palms,
slowly move downwards.
Both breaths must be harmonized.
【poit name Ichido】

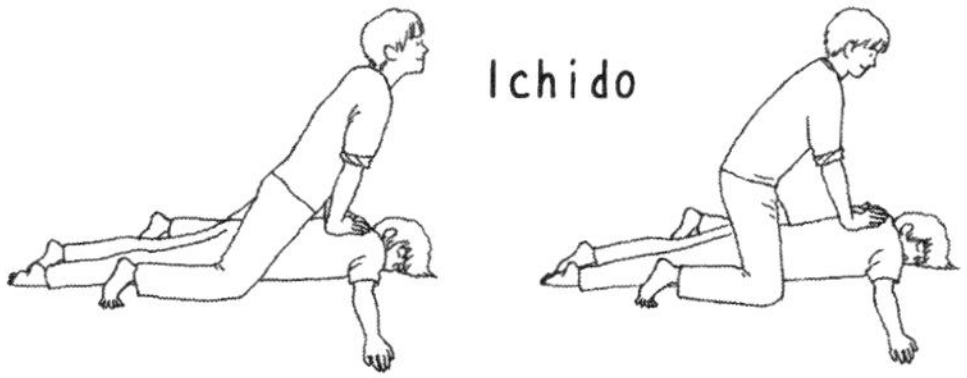

Let the receiver facedown as before.
Giver, press him on both soles of the feet, the Kakushin.
It is a secret point that gives harmony throughout the body,
so practise it everyday diligently.
Giver, face away from the receiver,
and press him with both heels on Kakushin, up and down.
【point name Kakushin】

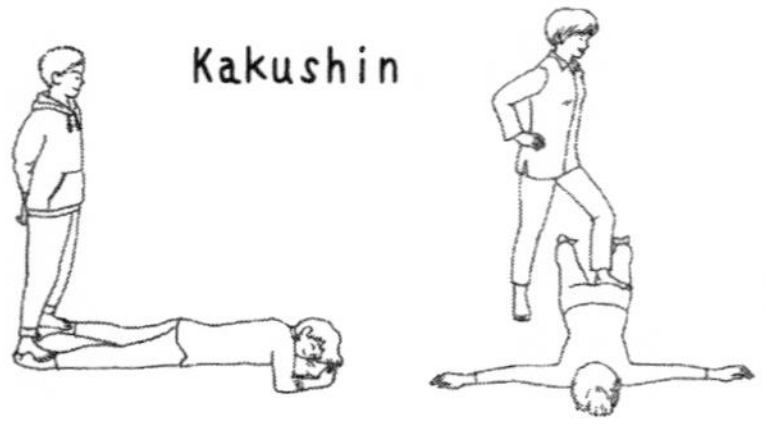

Let the receiver extend both arms to the sides.
Giver, stand near the left hand of your partner
and press down softly with the right foot on Gokumu,
downwards from the shoulder to the top of his fingers.
Next move to the right, repeat as before.
【poit name Gokumu】

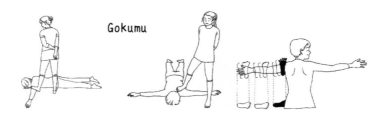

Let the receiver lie on his face.
Giver, stand between his legs and press him with the right foot
on his left buttock, then the back of his left leg,
downwards from Daijo to Batsugo.
If hardened parts are found, press them repeatedly and thoroughly.
Next, move to the right leg, repeat as before.
【point name Batsugo】

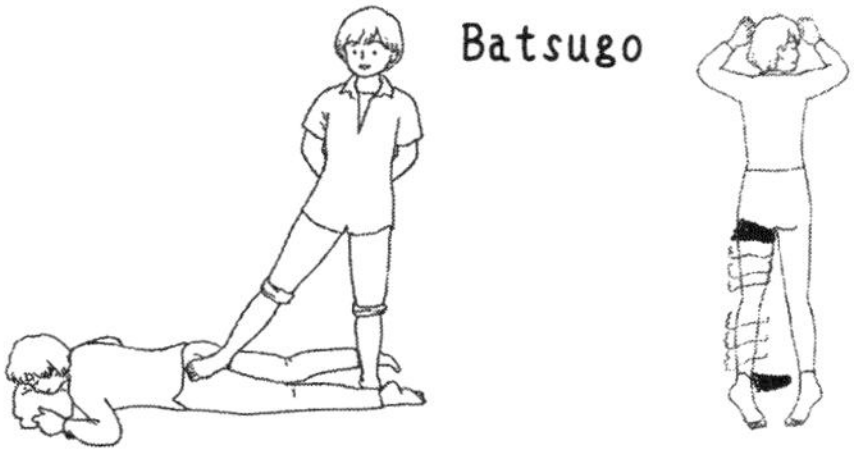

Giver, stand at the outside of the receiver's left leg.
Press him with the left foot on the left buttock, then the back of the left leg,
downwards from Daijo to Batsugo.
If the receiver has pain in the waist,
press repeatedly and thoroughly upon Daijo,
especially on the hardened part.
Next, move to the right, repeat as before.
【point name Dijo】

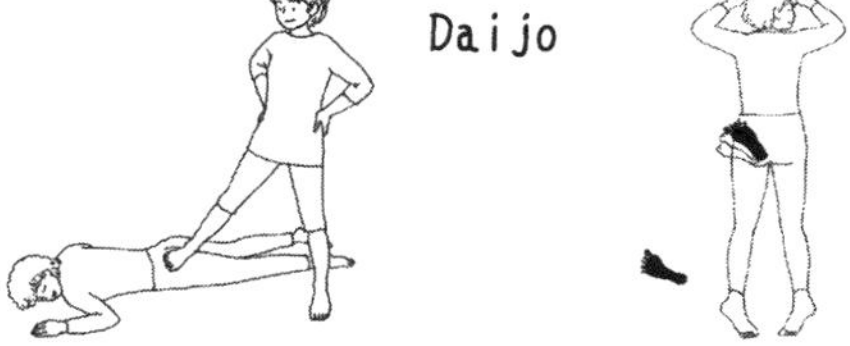

Let the receiver lie on his back,
and press him on the left Yodo-point,
downwards from the inguinal region to the knee.
Press slowly and deeply on the inguinal region.
One step with one phrase, chanting the enlightenment mantra.
Next, move to the right Yodo, repeat as before
【point name Yodo】

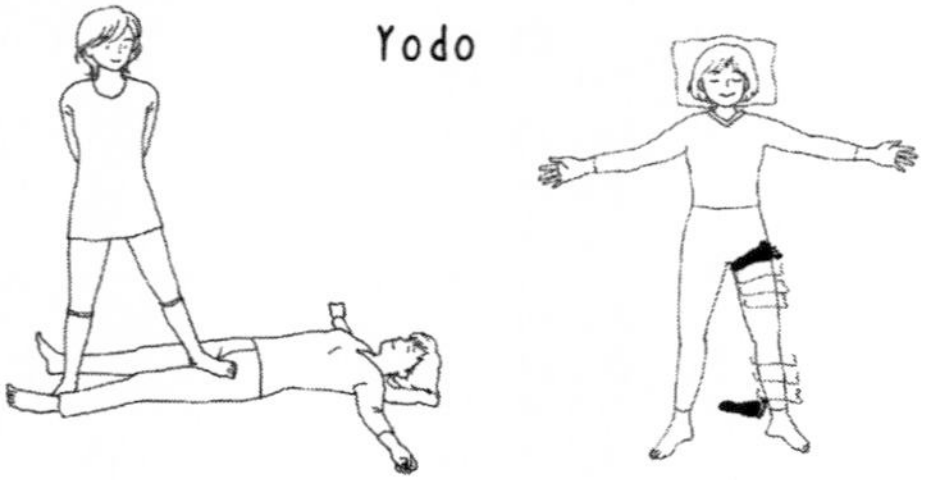

Let the receiver extend both arms out to the sides.
Giver, put your right foot near his right hand,
and press with the left foot on the shoulder part of his chest,
down his arm to the top of his fingers.
Press slowly on the Yuiun downwards to the top of the fingers.
Next, move to the right Yuiun, repeat as before.
【point name Yuiun】

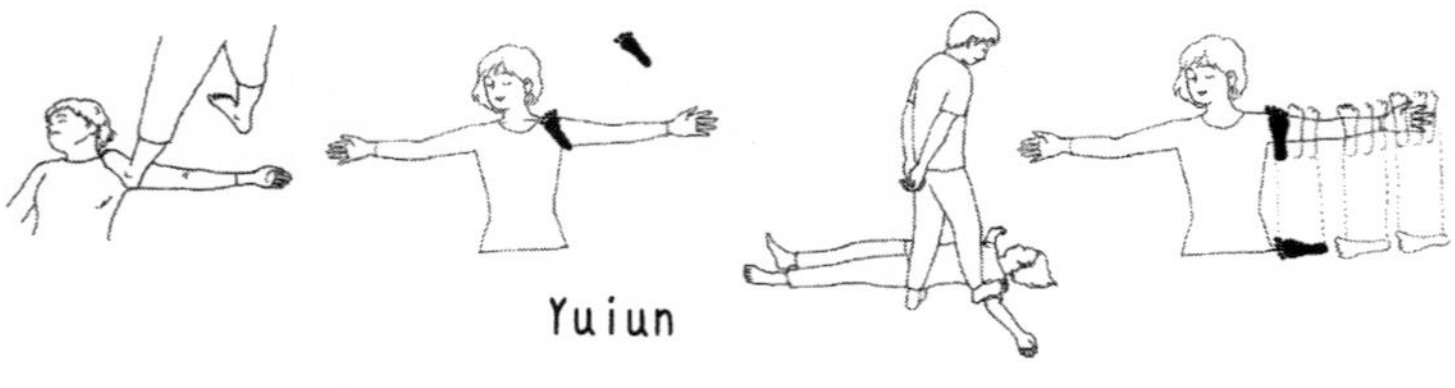

Let the receiver lie down on his left side,
head to the north and on a pillow.
Stretch the left leg, bend the right leg.
The giver, with legs wide apart,
stands near receiver's feet.
Press with the left foot on the Teiyo-root,
and go downwards towards the feet.
One breath with one step, press slowly.
【point name Teiyo】

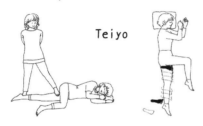

Keep the receiver's legs as before,
but turn the upper body on the back.
Giver, put your right foot near your partner's heel.
Press with the left foot on the Gudo-point.
Press especially well on the root of the thigh.
Next, turn the receiver on his right side,
and repeat as before.
【point name Gudo】

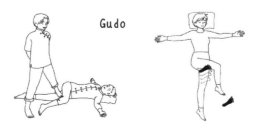

Buddha stood up, returned to his seat, and smiled mercifully upon all the Bodhisattvas, who were wrapped in bliss as if they had received Rakkenho from Buddha as much as had Kendappa. Buddha said, "It is because one does not understand the essence of therapy that one dies young from diseases. You must understand that there is no incurable disease. The most important thing of all is which method to apply. Above all, cast away negative thoughts, and believe in possibility. Believe, and practice Rakkenho!
Rakkenho is an easy practice, and it includes profound truth. It is an altruistic Yoga, a Yoga for couples. You must practice it sincerely, and save all living beings with it. If you do it everyday, your feet will necessarily shine brightly and you'll walk with light steps. Wherever you may go, you can turn this world into the Pure Heavenly land, a sea of the light of Buddha. Those who are given this Rakkenho will be healed, and obtain peace. And those who administer it, through the practice of giving itself, will know the dharma of Buddha, and will activate blood and life energy. Both will receive benefit."

Then Buddha said thus in a gatha, a poem:
Those who learn and practise Rakkenho
can heal diseases, and can heal men,
and can give them fearlessness, awareness of love.
However much one may suffer from illness,
if he learns and practices Rakkenho in order to heal others,
he never fails to heal himself.
Saving others turns out to be saving one's own self.
When he practises Rakkenho,
he becomes a man of light.

energy Ki circulate well. Thus do right effort diligently."
Next, Buddha pressed Kendappa on the root of the upper arm with his foot. Kendappa, as he was a tall and lean man, could not make his upper arms touch the carpet. Buddha said, "This part is called Gokumu (the ultimate no 極無). Those who can't make the upper arms touch the carpet may suffer from gastroptosis. It shows that the body is hardened and that a lot of practice is necessary. Practice Rakkenho wholeheartedly, and grasp and experience the state of oneness of body and mind." Thus saying, Buddha pressed him lightly on Gokumu with his feet, chanting the enlightenment mantra. Kendappa's arm became soft and loose very soon, and it could touch the carpet. The Bodhisattvas watched all this in a state of enlightenment.
Next, Buddha went over to Kendappa's head and pressed with his left foot on the root of the left shoulder, his heel nearly touching the carpet. "This part is called Himitsu (the secret 秘密). This part foretells of various diseases. The stiffness of the shoulders can signal coming diseases. Constipation can signal the coming of diseases, too. Don't underestimate these signs.
And you must try to solve the secret."
Next, Buddha mounted onto Kendappa's back and, bringing his palms together, pressed the muscles on either side of his backbone, downwards from above to below. "This part is called Ichido (the one path 一道). When a man loses the balance of the backbone and the muscles, he suffers various diseases. We arrange the whole body for the sake of harmonizing Ichido. When you touch Ichido, you may feel love, and the welling up of gratitude for the life and nuturing that Heaven and Earth have given you."

despite his farsightedness due to old age. And he appreciated with gratitude the wonder to meet Buddha, and to be administered Rakkenho by him.

Next, Buddha pressed with his foot around the shoulder of Kendappa's chest, then the root of his arm, downwards to the top of his fingers. Buddha said, "This part is called Yuiun (唯蘊). Once this is loosened, the thought may be well-connected with the deed, and various diseases of the heart and lungs may be healed easily."

Next, Buddha had Kendappa lie face-down, and pressed with his right foot first on Kendappa's left buttock, then downwards to around the back of the knee. Buddha said, "the buttocks are called Daijo (the large vehicle); the back parts of the thighs are called Batsugo (nullifying karma 抜業). There are swellings at the root of all muscles. When these swellings grow, the muscles contract, the bloodstream is blocked, the body liquid stream is lessened, the part becomes cold and ultimately diseases are caused. Especially the swellings of the buttocks make the body cold. In order to heal diseases, there is nothing better than to make the duct stream fluid. This is an easy practice. Once swellings are softened and loosened, even the most difficult and chronic diseases will heal. You only must practice it sincerely."

Next, Buddha pressed with his feet on both soles of Kendappa's feet, and said, "This part is called Kakushin (the enlightened mind 覚心). The soles of the feet may be considered a kind of brain. The more the feet are used, the more they find the way to the swellings on their own. Therefore you must take care of them. Kakushin is a part and yet also a whole. It is a whole and yet also a part. You must consider this deeply. You should press well on Kakushin and let life

Kendappa's legs had been softened swiftly. The pain in Kendappa's waist, caused by Zazen practice over a long time, was healed in a moment. Kendappa felt the sacred power of Buddha's feet streaming into him and coursing through his body, and his eyes overflowed with tears.

Buddha said, "I call the root of the thigh I am now pressing upon Teiyo (羝羊). It is the life duct that connects the center of the body with the center of the feet. Once these parts, both left and right, are loosened, the bloodstream, the body liquid stream, begins to flow quite fluidly. He will awake spontaneously from illusion, and spiritual aspiration will well up within him."

Next, Buddha had Kendappa turn his upper body face-up while keeping his legs as before, and pressed on the more inner part of the left Teiyo with his foot. Kendappa felt first burning pain, but strangely it turned into a comfortable sensation, as if divine energy was returning to his body. Buddha said, "I call this part Gudo (愚童). Once it is loosened, the liver and kidneys become vigorous, menstruation becomes well-ordered, the mind becomes peaceful and serene. One may have a healthy baby, and be aware of the meaning of one's own being."

Next, Buddha had Kendappa turn his legs so that he was lying on his back, and pressed with his foot on Kendappa's thigh downwards from the groin to the knee. "This part is called Yodo (嬰童)," Buddha said. "If this is pressed well, the stomach may be activated well, good eyesight may be recovered and natural spirituality may well up, just as in a newborn baby who sees the world for the first time." And as soon as Buddha finished pressing on Yodo, Kendappa saw Buddha's honorable face much more clearly radiant than before,

Thus Buddha preached.
Then he called Kendappa, and had him lie on the Rakken-mandala. Kendappa, lying on his side with his head to the north, his left leg straight, his right leg bent, greeted Buddha by bringing his palms together. Next, the fragrance of Heaven and the music of Heaven spread all over. Buddha stood at Kendappa's feet, nodded with a smile, and said, "Now I will transmit Rakkenho:
"There are many people suffering from incurable diseases who grieve and ask what karma from a past life causes me such suffering? But most of the diseases are caused by ignorance of the spiritual life, by being unaware of the true self and the lack of reflection on one's own self, and by ignorance of diet. There are many healing methods, such as hand-healing, diet-therapy, fasting, ayur-veda and so on. Though each of them has much effect, much effort is necessary to apply them, and it may be difficult to cut the roots of disease. In our country, Yoga has been transmitted since ancient times. Yoga is a self-help method -- but some people are too sick to help themselves.
"Rakkenho is one of the best and easiest ways to purify the body, to restore the body energy flow, to heal diseases caused by spiritual poison, and to recover from accumulated fatigue," Buddha continued. "When you practice Rakkenho, you must always start with the left side of the body, and after that the right side."
Buddha began to press Kendappa on the root of the thigh with his honorable large left foot. Whereupon Buddha's foot radiated light, and as that light showered into the eyes of the Bodhisattvas, their spiritual eyes opened. They found that

"Kendappa and Bodhisattvas! What do you think the soles of my feet and yours are? Is it only the ground that our feet come into contact with?

"If you think our feet are used only to walk on the ground, then even if you follow a way, you will never know the Way, the dharmic truth. The Way connects not only places, but also human hearts and the essences of all living beings. If you want to follow the Way, you need a healthy body, and especially strong feet. Without this, no progress can be made.

"Moreover, however strong your feet may be and however healthy your body may be, in order to go to save living beings in the distance across fields of hardship, you also need a healthy mind, a loving heart and the aspiration to learn at any moment from those you would save. Only in this way will you have real strong feet. There will be light in your feet when you have both the aspiration to learn Rakkenho and the loving heart for all living beings. Then your feet will shine, and turn darkness into light.

"Those who practice Rakkenho are called Shining Rakken Bodhisattvas. Whether you go -- to the east, the west, the south or the north -- everywhere many people will gather for your shining feet. Some may be rich, many others poor. Some may be healthy and strong, others sick and weak. There may be people nearly dying who will still ask for the help of Shining Rakken Bodhisattvas.

"Bodhisattvas! When we meet these people, how do we offer them light? Just by teaching the truth, can we save people who suffer from mental or physical illness? Alas, it may be too difficult to save them only by the word of truth. Bodhisattvas! You must experience and understand my teachings with the spiritual eye, and save all living beings!"

Rakkenho Sutra

-The Sutra of Easy Health Method-

Foreword:
This Rakkenho-sutra is not a sutra of Esoteric Buddhism from ancient India, but a text I wrote myself. Rakkenho is an altruistic Yoga, which I call "Futari-Yoga" (Yoga for two) . The giver, uniting his breath with the receiver, presses slowly and gently with the sole of one feet the body of the other person in such a way that the receiver doesn't feel much pain. When finished, giver and receiver exchange roles. The human warmth and kinship in doing so opens each other's hearts. Thus may communication among family members become lively -- the lack of which is a current social problem.
Through application of Rakkenho, chronic diseases and mental illnesses disappear and health returns even before one is aware of it.
Moreover, one may experience the wonder of the practice of offerings: that "to make others happy makes oneself also happy." If we acknowledge the fact that we live from each other's support, a sense of gratitude will never fail to well up in our hearts.

I heard thus:
One warm and pleasant spring day at a place called Yushibaka, sitting amid a multitude of Bodhisattvas, Buddha preached Rakkenho. He explained its essence and gave them an example of the practice, using Kendappa as a model:
First, standing up and showing them his feet, Buddha said to them,

mengucapkan mantra pencerahan,
menerima chahaya dan menyebarkan cahaya diri sendiri
Setelah Sang Buddha selesai memberi dharma kepad para Bodhisattwa,
lalu mengacungkan tangan kanannya kepada mereka,
badan mereka langsung dikelilingi oleh sinar-chahaya
Mereka memahami ajaran Sang Buddha
dan memberi hormat dengan membungkukkan badan terhadap kaki Sang Buddha,
berangkant ke daerah-daerh untuk misi Rakkenho ke seluruh dunia.

Penterjumah; Junko Iwahori

---Himitsu
Posisi badan penerimaannya tetap sama
hanya muka saja menghadap ke kanan
Pemberian berdiri di sekitar kepala penerimaan
injak bahu, Himitsu sebelah kiri
bernafaslah pada waktu menginjak
Kemudian pidah ke sebelah kanan, injak seperti tadi.

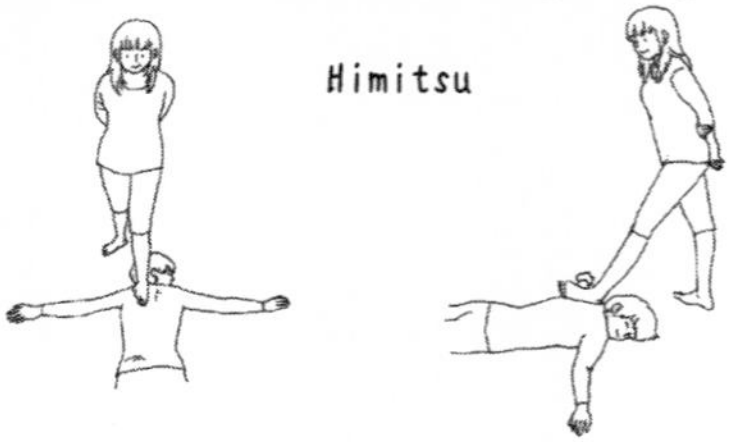

---Ichido
Penerima rebah dengan tengkurap
Pemberi menaiki bagian atas badan penerima dengan menyangga lutut
kedua belah tangan disatukan
lalu tekan samping tulang belakang
pindah dari atas ke bawah dengan pelan-pelan
Nafas pemberi dan nafas penerima harus harmonis

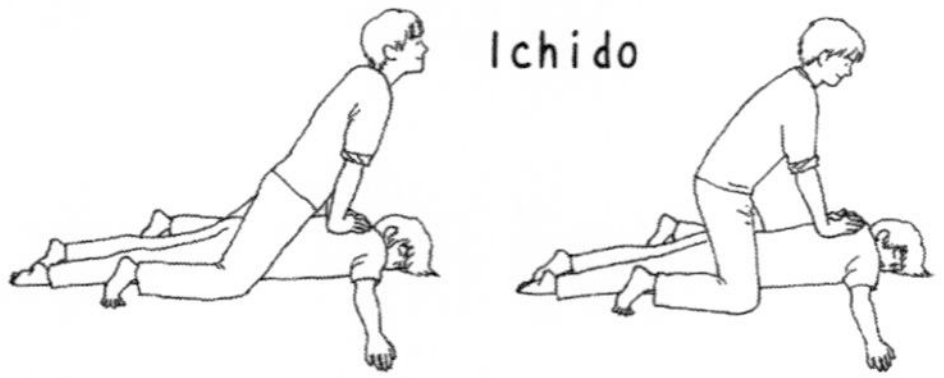

Pemberi dan penerima kedua-duanya harus menyelesaikan Rakkenho dengan perasaan terima kasih dan hati tulus-ikhlas.

---Kakushin

Penerima rebah dengan mukanya ke bawah
Pemberi injak telapak kaki, Kakushin
Meskipun sibuk, harus berusaha menginjak telapak kaki setiap hari
karena telapak kaki adalah titik point yang penting untuk harmonisasi kondisi seluruh tubuh.
Pemberi membelakangi dan injak dengan tumit.

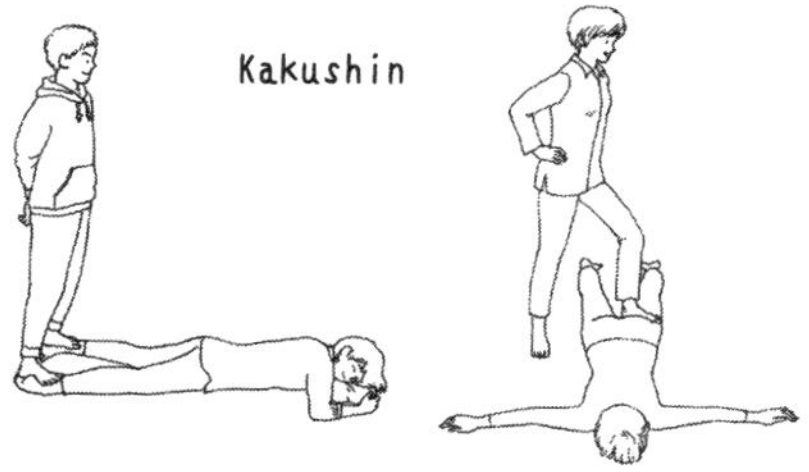

---Gokumu

Penerima rebah tengkurap
kedua belah lengannya diluruskan
Pemberi berdiri di samping pergelangan tangan kiri penerima
injaklah Gokumu pelan-pelan dengan kaki kanan
turun dari bahu lengan sampai ke jari
Kemudian pidah ke sebelah kanan, injak seperti tadi.

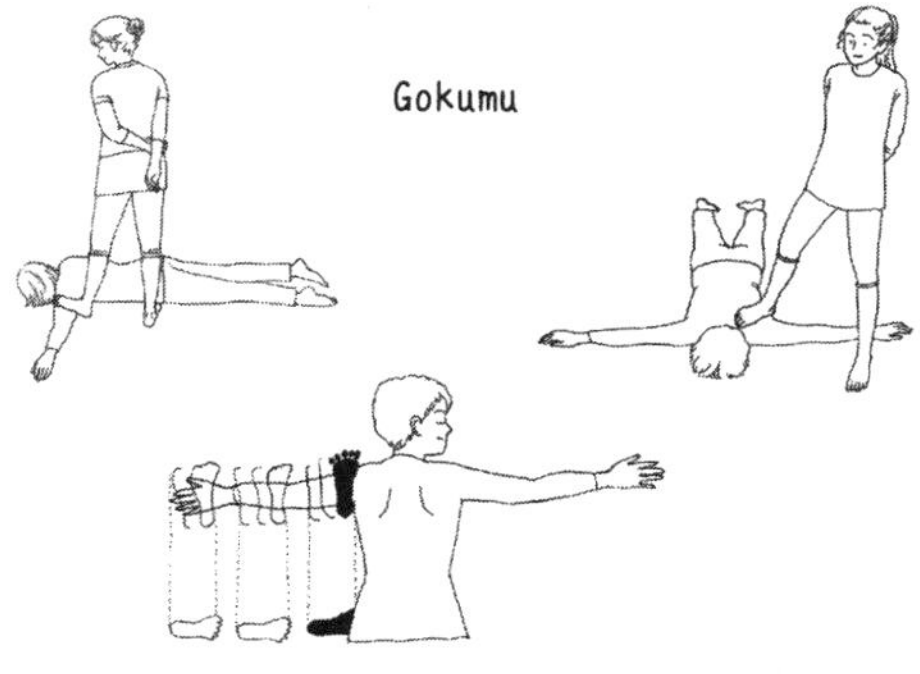

---Batsugo
Penerima Rakkenho rebah dengan tengkurap
Pemberi berdiri di antara dua belah kaki penerima
injaklah dengan kaki kanan dari pantat kiri ke kaki
turun dari Batsugo sampai Daijyo
injaklah bagian yang keras berulang-ulang dengan baik
Kemudian pidah ke sebelah kanan, injaklah seperti tadi.

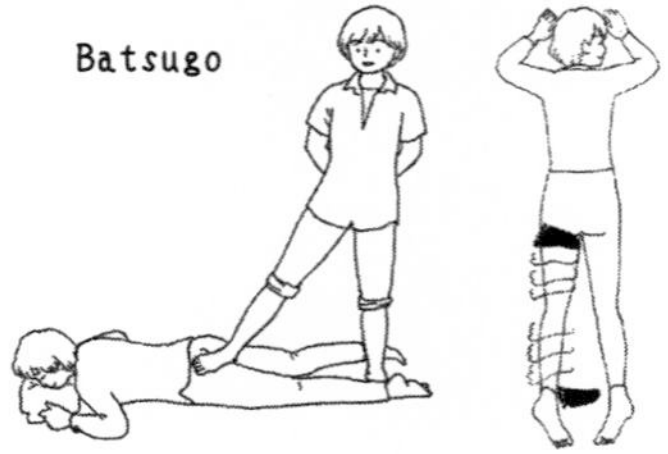

---Daijyo
Pemberi berdiri di sebelah kiri penerima
injaklah dengan kaki kiri dari pantat ke kaki,
dari Batsugo sampai Daijyo
Untuk penerima yang menderita sakit pinggang
injak berulang-ulang Daijyo supaya bagian yang kerasnya longgar
Kemudian pindah ke sebelah kanan, injak seperti tadi.

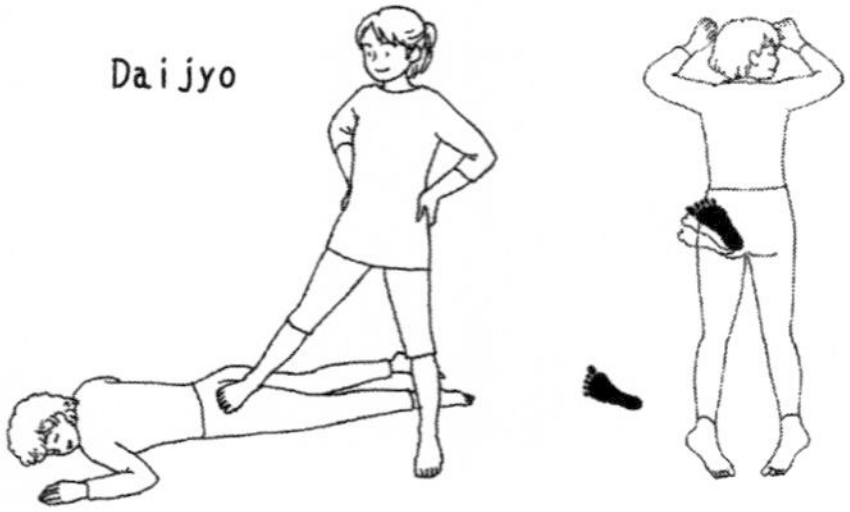

---Yodo

Penerima Rakkenho rebah dengan badan menghadap ke atas.

Pemberi injak Yodo dengan kaki kanan
dari engsel pangkal paha samapai lutut.
injak engsel pangkal paha sampai dalam pelan-pelan
Setiap langkah ucapkanlah mantra pencerahan
Kemudian pindah ke sebalah kanan, injak seperti tadi.

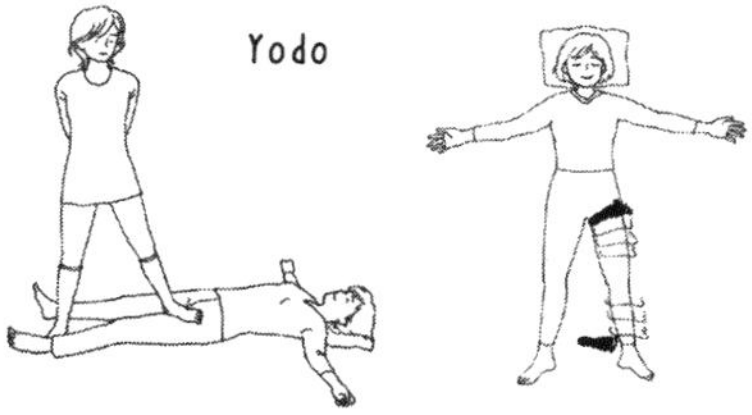

---Yuiun

Penerima Rakkenho rebah dengan badan menghadap ke atas
kedua belah lengannya diluruskan ke samping.
Pemberi Rakkenho berdiri di samping pergelangan tangan penerima
injaklah pelan-pelan dengan kaki kiri dari dada, lalu engsel pangkal lengan,
terakhir ujung tangan.
Kemudian pindah ke sebelah kanan, injaklah seperti tadi.

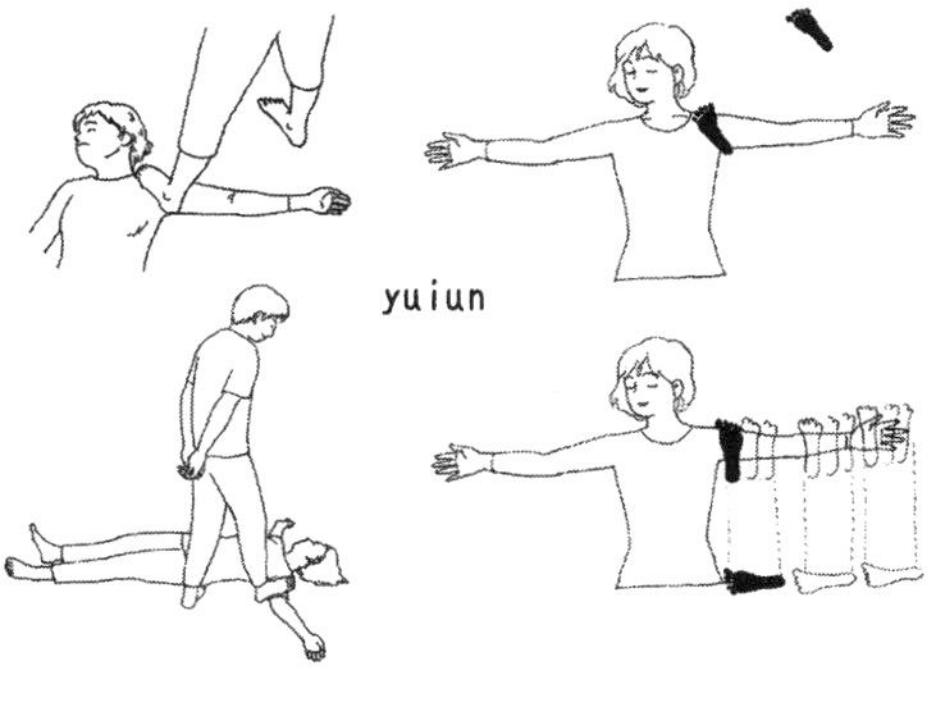

jika belajar dan melakukan Rakkenho
penyakit diri sendiri juga pasti akan sembuh.
Jika menolong orang lain, diri sendiri juga akan tertolong.
Jika melakukan Rakkenho, akan menjadi orang yang bercahaya.

---Teiyo
Penerima Rakkenho rebah dengan kepala di arah utara,
posisi badan miring sebelah kiri di bawah
kaki kiri diluruskan, kaki kanan ditekuk
Pemberi Rakkenho berdiri di sekitar kaki penerima,
injaklah Teiyo dengan kaki kiri, lalu terus turun sampai kaki.
Setiap nafas injak sekali dengan pelan-pelan.

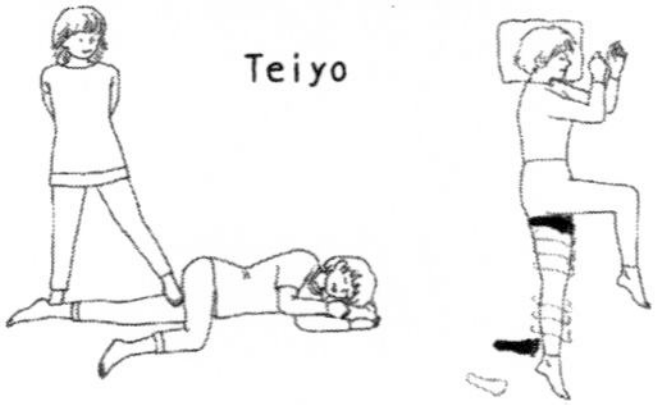

---Gudo
Posisi kaki penerima Rakkenho tetapi sama
tetapi kepala dan bagian atas saja menghadap ke atas
Pemberi Rakkenho berdiri di samping tumit penerima
injaklah Gudo dari atas ke bawah dengan kaki kiri
injaklah selangkangan pangkal paha dengan baik
kemudian penerima Rakkenho dibalikkan ke seberah kana
dan injaklah seperti tadi.

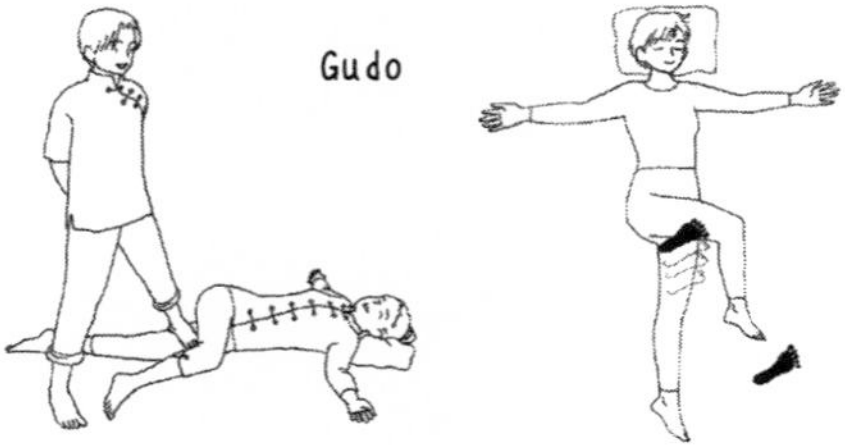

hdhisattwa merasakan bahwa Rakkenho itu benar-benar dilakukan oleh Sang Buddha untuk mereka. Para Bodhisattwa dan Kendappa berbahagia. Sang Buddha berkata,"Orang yang meninggal dunia karena menderita penyakit waktu masih muda tidak memahami teori pengobatan. Harus tahu bahwa tidak ada penyakit yang tidak sembuh. Cara pengobatannya sangat penting. Yang paling penting, pikiran negatifnya harus dibuang dan harus optimis percaya pada segala kemungkinan. Percayalah hal ini dan lakukanlah Rakkenho. Rakkenho adalah ilmu yang gampang dan mempunyai teori yang sangat dalam. Rakkenho adalah Yoga yang altruistik dan dilakukan berdua. Kalian harus melakukannya dengan sungguh-sungguh, dan sepenuh hati menolong orang. Kalalu kalian melakukan Rakkenho setiap hari, kaki kalian akan bercahaya, dapat mudah melangkah ke sana sini, dunia ini dapat diubah ke dunia yang murni dan laut yang penuh degnan cahaya Buddha. Orang yang mendapat Rakkenho itu akan sembuh dari penyakitnya dan hatinya menjadi tenang dan juga orang yang melakukan Rakkenho memahami dharma Buddah, aliran darahnya akan menjadi lancar, sehingga kedua-duanya dapat manjadi bahagia.

Selanjutnya Sang Buddha berkata seperti ini di dalam gatha, puisi.

Orang yang belajar dan mempraktekkan Rakkenho
menyembuhkan penyakit dan manusia.
menghilangkan ketakutan manusia dan membantu masunia
membangkitkan ketulusan hati
Meskipun menderita penyakit,

tikar. Sang Buddha berkata,"Bagian ini disebut Gokumu. Karena gastroptosis, lengannya tidak menempel pada tikar. Badannya masih keras dan kurang latihan. Lakukanlah Rakkenho dengan sungguh-sungguh, lalu sadarilah bahwa mental bersatu dengan badan." Lalu Sang Buddha menginjak ringan Gokumu dengan kakinya dan mengucapkan mantra pencerahan, setelah itu lengan Kendappa gampang longgar lalu menempel pada tikar.

Para Budhisattwa dan lain-lain memahami ajaran-ajaran Sang Buddha dan memandang pada Kendappa. Kemudian Sang Buddha berdiri di sekitar kepala Kendappa dan menaruh kakinya pada engsel pangkal lengan bahu kiri, menukannya sampai tumitnya menyentuh tikar. Sang Buddha berkata, "Bagian ini disebut Himitsu. Tanda-tanda berbagai penyakit muncul di sini. Bahu keras dan konstipasi adalah tanda kedatangan penyakit. Tidak boleh meremehkan pegal-pegal di pundak dan harus longgarkan Himitsu.

Selanjutnya Sang Buddha menaiki punggung Kendappa, menyatukan kedua belah tanggan, menekan urat sebelah kiri dan kanan di samping tulang belakangannya dari atas ke bawah. Sang Buddha berkata, "Bagian ini disebut Ichido. kalau otot dan tulangnya tidak seimbang, biasanya kena berbagai penyakit. Seluruh bagian tubuh harus diatur supaya Ichido ini harmonis. Jika menyentuh Ichido, kalian akan merasa dicinta dan berterima kasih hidup di dunia ini."

Sang Buddha berdiri dan kembali ke tempat duduknya dan tersenyum setulus hati kepada para Bodhisattwa. Para Bo-

Selanjutnya Sang Buddha menyuruh Kendappa tidur tengkurap. Kemudian menginjak dengan kaki kanan dari pantat sebelah kiri sampai sekitar belakang lutut. Sang Buddha berkata, “Pantat disebut Daijyo dan dari paha sampai belakang lutut disebut Batsugou. Di setiap sambungan pada bagian ini ada urat yang bengkak. Urat yang bengkak ini keras dan kalau bengkaknya menjadi semakin besar, uratnya akan mengkeret, sehingga aliran darah kurang lancar dan peredaran darah terganggu, aliran iymph juga kurang, sebab itu badan terasa dingin, dan akan menimbulkan penyakit. Cara yang paling bagus untuk menyembuhkan penyakit adalah melancarkan aliran darah pada seluruh pembuluh darah. Ini sangat gampang. Khususnya urat yang bengkak dan keras dalam pantatnya menjadikan badan dingin. Kalau urat yang bengkak dan keras tersebut dilonggarkan penyakit yang tidak dapat disembuhkan juga akan sembuh. Karena itu harus sungguh-sungguh menginjak bagian ini.”

Selanjutnya Sang Buddha menaiki kedua belah kaki Kendappa dan berkata, “Bagian ini disebut Kakushin, telapak kaki adalah otak yang satu lagi, selalu digunakan untuk praktek. maka kaki harus dirawat dan disayangi. Kakushin adalah sebagian badan dan keseluruhan badan juga. Camkanlah hal ini baik-baik. Kalau menghormati dan menginjak Kakushin dengan seksama, energi Ki di dalam badan pasti mengalir baik dan teratur, kemudian berusahalah untuk mempraktekkan Buddhism training ”.

Selanjutnya Sang Buddha menginjak engsel pangkal lengan Kendappa dengan kakinya. Karena Kendappa badannya tinggi dan kurus, lengannya tidak dapat menempel pada

percaya diri, dan aspirasi akan timbul."

Selanjutnya Sang Buddha membalikkan badan Kendappa bagian atas menghadap ke atas dengan posisi kakinya tetap sama, menginjak Teiyo dan otot yang lebih dalam. Kendappa merasakan kesakitan sekali seperti tersengat api, namun anehnya, kemudian merasa enak dan nyaman seperti kekuatan sucinya masuk dikembalikan ke dalam badan. Sang Buddha berkata, "Bagian ini disebut Gudo. Kalau bagian ini dilonggarkan fungsi hati dan ginjal akan menjadi aktif kembali, bagi kaum wanita menstruasinya menjadi baik dan teratur, hatinya menjadi nyaman, sehingga akan mendapatkan bayi yang sehat dan dapat memahami arti keberadaan diri sendiri.

Selanjutnya Sang Buddha membalikkan badan Kendappa ke atas, menginjak dari engsel pangkal paha sampai ke lutut. Sang Buddha berkata, "Bagian ini disebit Yodo, kalau Yodo diinjak fungsi ususnya menjadi aktif, daya penglihatannya pulih, dan perasaannya lepas. Kandappa meskipun mengidap presbiterian, dapat melihat muka Sang Buddha yang bercahaya lebih jelas, setelah kaki Sang Buddha dilepas dari badannya, dan dia berterimakasih dengan karunianya, dia merasa beruntung dapat bertemu dengan Sang Buddha.

Selanjutnya Sang Buddha menginjakkan dengan kakinya dari dada sebelah kiri ke engsel pangkal lengan sampai ke ujung jari. Sang Buddha berkata, "Bagian ini disebut Yuiun. Jika Yuiunnya dilonggarkan imajinasi dan pikirannya terbuka. Sakit jantung dan paru-paru akan cepat sembuh."

Banyak orang menderita penyakit yang tidak dapat disembuhkan. Mereka sangat bersedih dan bertanya kepada diri sendiri, " kenapa saya menderita penyakit seperti ini? , karena karma reinkarnasi?" Namun penyebab penyakit itu biasanya adalah ketidaktahuan tentang tata kehidupan jiwa dan ego, tidak memilik diri sendiri, tidak tahu cara mengontrol makanan. Rakkenho adalah cara yang paling bagus dan gampang untuk menghilangkan kecapekan dan menyembuhkan penyakit dengan membersihkan peredaran darah dan mengatur aliran energy."

Selanjutnya Sang Buddha berkata, "Rakkenho harus dimulai dari badan sebelah kiri, setelah itu pindah ke sebelah kanan."
Sang Buddha menaruh kaki kiri yang besarnya luar biasa pada ujung engsel pangkal paha di selangkangan Kendappa, lalu injaknya. Pada saat itu kaki Buddha bersinar terang. Para Budhisattwa melihat cahaya itu, lalu pandangan jiwa mereka terbuka, kemudian mereka melihat paha Kendappa segera menjadi lunak. Akhirnya sakit pinggang yang diderita karena meditasi dalam jangka waktu lamanya manjadi sembuh, merasakan tenaga dalam yang keluar dari kaki Sang Buddha masuk ke badannya, lalu Kendappa terharu dan tidak dapat menahan tangisnya.

Sang Buddha berkata, "Selangkangan pangkal paha yang tadi saya injak disebut Teiyo. Itu adalah jalur pipa pembuluh darah yang menyambung pusat badan dengan pusat kaki. Kalau bagian ini yang sebelah kiri dan kanan dilonggarkan, aliran peredaran darah dan aliran lymph akan mulai mengalir dengan lancar, lalu terlepas dari keragu-raguan, dapat

kalian bisa memberikan sianr kepada mereka ? Apakah kalian dapat menolong orang yang sakit secara mental atau physiknya, hanya dengan menunjukkan kebenaran jalan sebagai manusia saja? Sangat sulit menolong orang yang menderita sakit hanya degnan menunjukkan kebenaran jalan sebagai manusia saja. Bodhisatwa, kalian perlu merasakan dan memahami pengajaran saya dengan mata hati, lalau menolong orang-orang."

Sang Buddha mengatakan seperti tersebut di atas, lalu memanggil Kendappa, dan menyuruhnya rebah di atas ambal Rakken mandara. Kendappa menyatukan telapak tangannya kepada Sang Buddha, lalu mengikuti perintah Sang Buddha dan tidur telentang dengan kepala di arah utara, badannya miring sebelah kiri dibawah, kaki kirinya diluruskan, kaki kanannya ditekuk. Pada saat itu bau harum dan lagu yang indah mengalir dari surga. Sang Buddha berdiri di samping kaki Kendappa, lalu berkata " Sekarang saya akan menurunkan ilmu Rakkenho ."

"Di negara ini ada yoga dari zaman dulu. Namun yoga adalah cara untuk menyembuhkan diri dengan daya sendiri. karena itu bagi orang-orang yang belum mempunyai pengetahuan tentang kesehatan, yoga itu tidak cukup untuk mengobati badan yang sakit. Ada lagi pengobatan dengan menggunakan tangan, pengobatan dengan cara diet atau puasa, dan Ayur Weda. Masing-masing cara mempunyai manfaat tersendiri, tetapi membutuhkan usaha untuk melakukannya, dan sangat susah untuk dapat memotong akar suatu penyakit.

Pertama, Sang Buddha berdiri dan memperlihatkan kakinya kepada para Bodhisattwa, kemudian berkata sebagai berikut, "Kendappa dan Bodhisattowa, telapak kaki saya atau telapak kaki kalian digunakan untuk apa? Apakah kaki itu digunakan hanya untuk berjalan di atasa tanah?, kalau kalian berpikir kaki itu digunakan hanya untuk berjalan di atas tanah, meskipun kalian berjalan, tetapi belum tahu jalan beribadah. Jalan itu bukan menghubungkan hanya tanah dan tanah, tetapi juga menghubungkan hati manusia dan semua makhluk hidup yang berwujud. Untuk dapat terus berjalan, badan kita harus kuat, dan khususnya kaki. kalau kaki kita tidak kuat, kita tidak dapat berjalan sampai jauh.

"Jika kita pergi sampai jauh untuk dapat menolong semua makhluk hidup, hanya kaki kuat dan badan sehat saja tidak cukup. Kalau kalian mempunyai pikiran yang sehat, keikhlasan hati, dan niat untuk belajar dari orang-orang yang kalian akan menolong, kaki kalian baru akan benar-benar menjadi kuat. kaki kalian akan bercahaya dan dapat menerangi kegelapan."

"Orang yang melakukan Rakkenho disebut Rakken Bodhisattwas yang bercahaya. Kemanapun Budhisattwa akan pergi ke arah timur, barat, selatan, atau utara, di situ banyak orang akan berkumpul, karena mereka membutuh kaki yang bercahaya. Di antara mereka ada yang kaya, ada banyak yang miskin. Ada yang badannya kuat, ada yang lemah, barangkali ada juga yang mendekati ajalnya dan meminta pertolongan kepada Rakken Bodhisattwas yang bercahaya.

"Bodhisatvas, jika melihat orang-orang seperti ini, bagaimana

Rakkenho Sutra

Penterjumah; Junko Iwahori

Kata pengantar

Rakkenho Sutra ini adalah bukan sutra Esoteric Buddhism dari India yang kuno, tetapi sutra ini saya tulis sebagai panduan sederhana untuk belajar Rakkenho.

Rakkenho disebut "Futari-Yoga" (Yoga yang dilakukan berdua), bermaksud Rakkenho adalah Yoga yang altruistik, orang yang melakukan Rakkenho menyatukan nafasnya dengan nafas orang yang menerima Rakkenho, dengan cara menginjak badan pelan-pelan dengan kaki supaya orang yang menerima Rakkenhonya tidak merasa sakit. Dengan sentuhan dan kehangatan manusia dalam Rakkenho, hati dan perasaan masing-masing akan saling terbuka, tulus ikhlas, juga akan bisa berkomunikasi dengan keluarga. Sehingga penderita penyakit kronis dan gangguan mental akan sembuh. Jika dapat menyenangkan orang lain, diri sendiri juga akan menjadi senang. Kita akan merasakan keajaiban dengan melakukan penyumbangan. Jika kita menyadari manusia akan hidup dengan saling membantu, kita akan saling merasa berterima kasih satu sama lain.

Rakkenho Sutra

Saya mendengar hal ini, pada suatu hari musim Semi yang hangat dan tenang Sang Buddha mengajarkan Rakkenho Sutra sambil mempraktekkannya kepada Kendappa di tempat yang disebut Yusibaka. Kendappa tidur telentang dikelilingi para Bodhisattwa.

秘密

受者保持上述姿勢，把面部轉向右邊，施者站近其頭部左邊，用左腳施力踩踏其左肩的極無位置。踩踏時兩人呼吸保持一致，向下踏時呼氣。然後，移至右邊，重複該步驟。

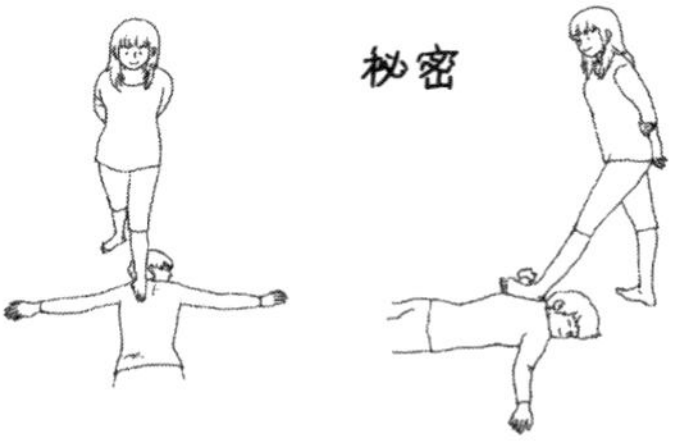

一道

受者保持上述姿勢，施者在其膝蓋位置跨坐，合上雙手，手掌下方張開，同時按壓脊骨兩旁。將身體全部重量集中於掌側，慢慢向下移動，兩人呼吸必須一致。

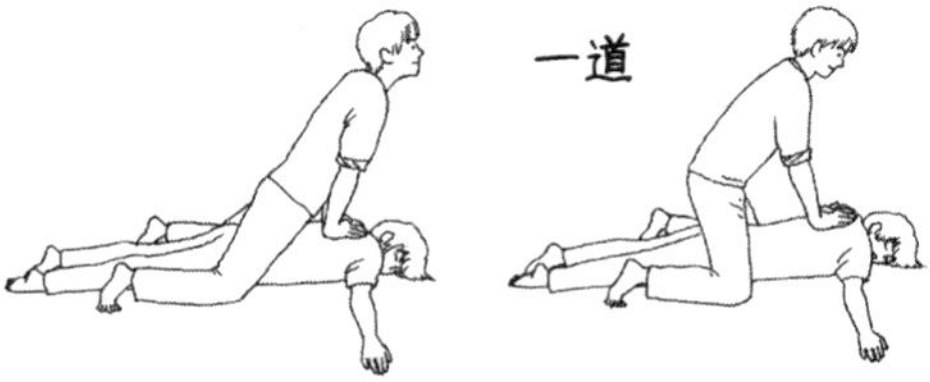

完成樂健法時，施者與受者均心存感激和慈愛，崇敬地雙手合十，吟誦光明真言；接收光明，亦發放光芒。

佛陀宣講佛法之後，把右手朝向眾菩薩，他們的身體頓時被光線籠蓋，煥發光輝和覺悟，遂向佛陀的雙足鞠躬，然後離去，在其各自的領域中，向普世傳揚樂健法。

大乘

施者站在受者左腿外側，用左腳先後施力踩踏其左臀及左腿背面，位置由大乘下延至拔業。假若受者腰部疼痛，則重複深入按摩大乘，特別注意硬化部分。然後，移至右邊，重複該步驟。

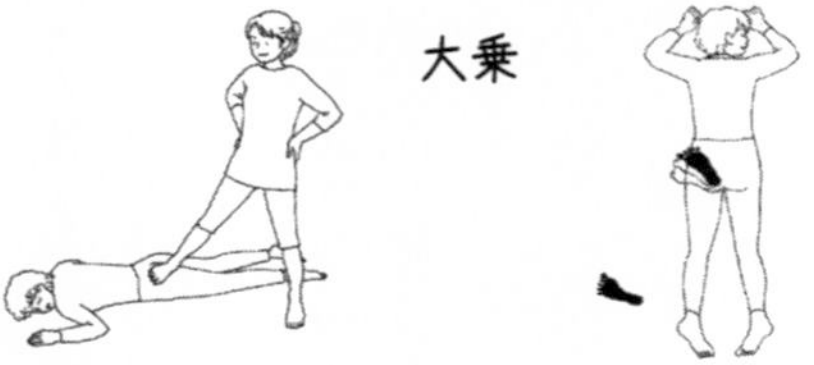

覺心

受者如之前般俯臥，施者在其雙腳腳底，即覺心位置施力踩踏。這是一個可讓全身調和的神秘部位，因此應每天勤於施行。施者背向受者，以雙腳後跟在覺心上下按摩。

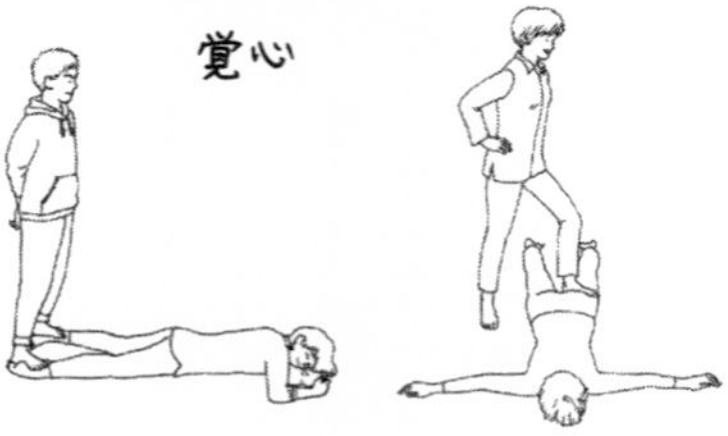

極無

受者把雙臂伸向兩側，施者站在其左手附近，用右腳輕輕踩踏極無，位置由肩膀下延至指尖。然後，在右邊重複該步驟。

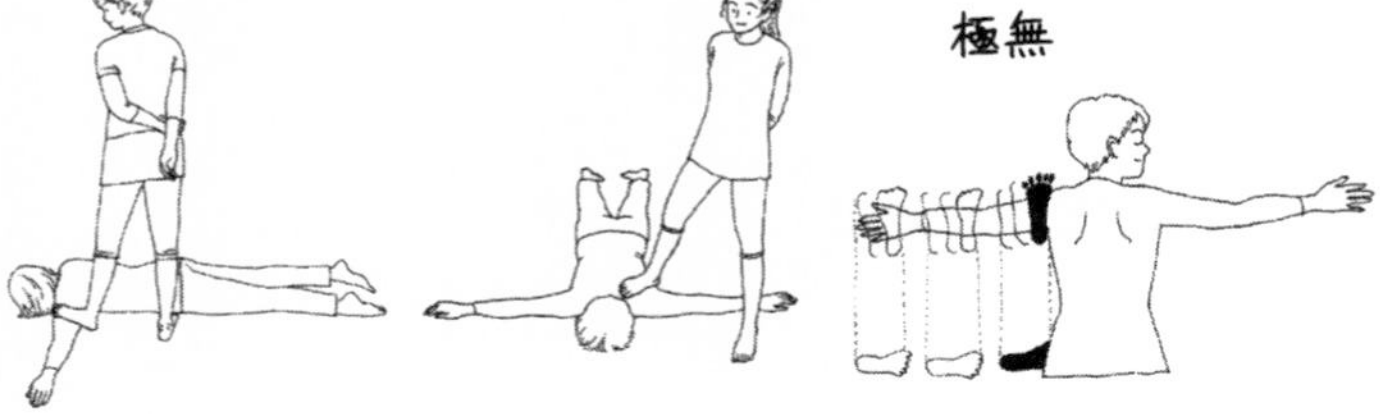

嬰童

受者仰臥，在左邊的嬰童點施力，位置由鼠蹊部下延至膝蓋。緩慢地深入按摩鼠蹊部。每踏一步，吟誦一句光明真言，然後在右邊的嬰童重複該步驟。

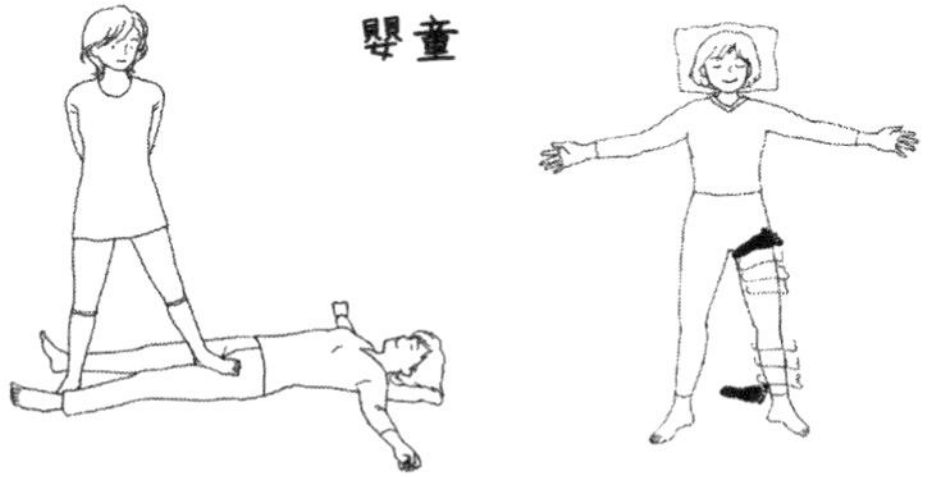

唯蘊

受者把雙臂伸向兩側，施者把右腳放在前者右手附近，用左腳施力踩踏其胸膛的肩膀位置，然後下延至手臂和指尖。沿著唯蘊，一直慢慢向下按摩至手指尖。然後，轉往右邊的唯蘊，重複該步驟。

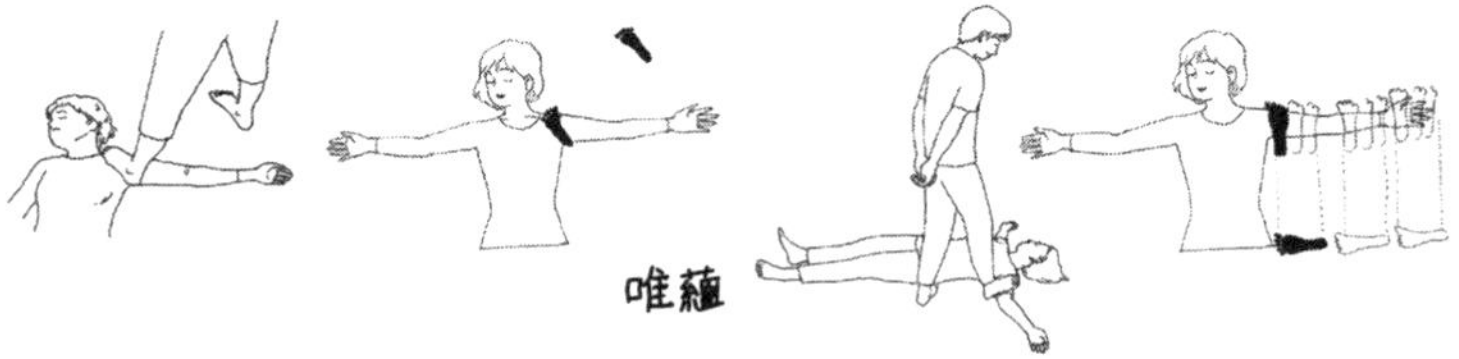

拔業

受者面朝下俯臥，施者站在其雙腿中間，用右腳先後施力踩踏其左臀及左腿背面，位置由大乘下延至拔業。假若在其中發現硬化部分，則重複深入按摩。然後，在右腿重複該步驟。

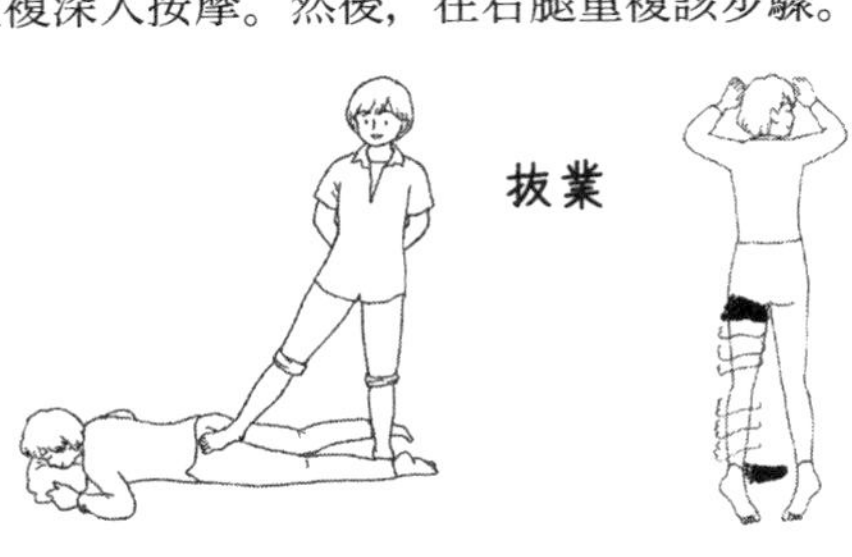

然後，佛陀以偈陀如此說道：
修習及施行樂健法者，
可治病，可療人，
而且可讓人無所恐懼，覺察愛。
縱然自身深受病苦，
若為治癒他人而學習與施行樂健法，
則不會無法治癒自己，
救人終得自救。
施行樂健法之時，
即成為光明之人。

羝羊
讓受者向左側臥，頭部朝北，放在枕頭上，左腿伸直，右腿彎曲。施者兩腿張開，站近受者腳部，用左腳在其羝羊根部施力踩踏，然後下延至腳部。每踏一步呼吸一下，緩慢進行。

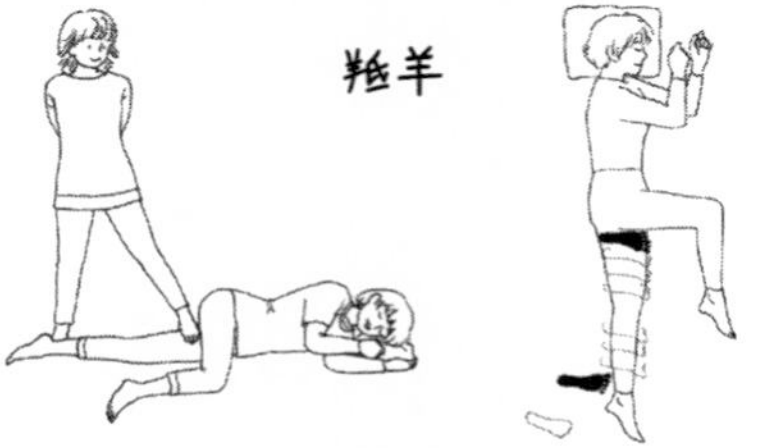

愚童
受者雙腿保持之前位置，上身轉動至平臥。施者把右腳放在對方的腳後跟附近，然後以左腳在愚童點施力，特別注意好好按摩大腿根部。接著讓受者轉向右側，重複該步驟。

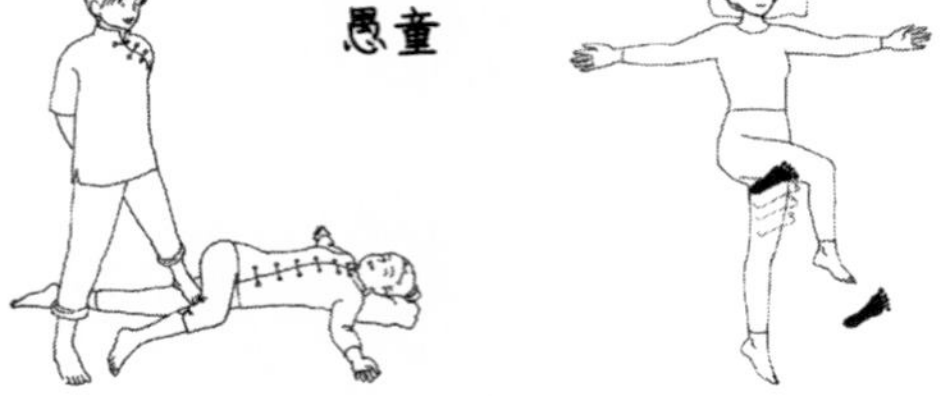

是一個部分，也是一個整體；既是一個整體，也是一個部分，你應當就此細加思量。必須好好予以按摩，使生命能量循環良好，以此正確方法勤於為之。」

佛陀接著用雙足踩踏乾闥婆上臂根部。由於乾闥婆身材高瘦，因此上臂未能觸及地墊。佛陀說：「這個部位稱為極無（終極之無）。上臂不能觸及地墊的人可能患有胃下垂，顯示身體硬化，有需要多加施行樂健法；全心全意為之，掌握及體驗身心如一的狀態。」佛陀說這些話的時候，用雙足輕輕踩踏極無，同時吟誦光明真言。乾闥婆的手臂瞬間變得柔軟和放鬆，並可接觸地墊。眾菩薩以覺悟的狀態目睹這情景。

佛陀隨後移至乾闥婆頭部，用左腳踩踏其左肩根部，腳後跟幾乎觸及地墊。「這是 Himitsu（秘密），這部位可預示各種疾病。肩膀僵硬表示可能將會患病，便秘亦是患病的先兆。千萬不可輕視這些信號，你必須設法解開其中的秘密。」

然後，佛陀在乾闥婆背部跨坐，合上雙掌，沿脊骨兩旁由上至下按壓肌肉。「這個部位稱為一道（一實之道）。當一個人的脊骨和肌肉失去平衡時，便會患上各種疾病。我們全身各部分為協調一道而調整，在接觸一道的時候，你可感受到愛，對於天地給予生命和養育，心中湧出感恩之情。」

佛陀站起來，返回其座位，對眾菩薩仁慈微笑，後者有如獲佛陀施行樂健法的乾闥婆一樣，被天賜之福所籠罩。佛陀說：「由於不了解療法要點，人會因病早夭；你必須明白，不治之症並不存在，最重要的是採用什麼方法。首要的是，摒棄所有負面想法，相信可能發生的事；相信，並施行樂健法！」

樂健法是一個簡易的方法，包含深奧真理。這是利他的瑜伽，一種雙人瑜伽。你必須以誠為之，用以挽救眾生。假如每天進行，你的雙足將發出耀眼光芒，以光明之步行走，把所到之處轉化為極樂淨土，佛光之海。那些接受樂健法的人將會痊癒，並獲享平安；施者則透過施予而認識佛法，活化血液和生命能量，兩者均可從中得益。

因而熱淚盈眶。

佛陀說：「我把大腿根部稱為羝羊，這是把身體中心與足部中央相連的管道；當左右兩邊的這個部位放鬆下來的時候，體內血流會開始暢順流動，他同時會從幻象中蘇醒過來，湧出心靈熱望。」

然後，佛陀把乾闥婆的上身轉至臉朝上，雙腿維持在原來位置，用足部踩踏其左邊羝羊較深入的位置。乾闥婆最初感到極度疼痛，奇怪的是，其後轉為舒適之感，就好像天賜能量重返全身。佛陀說：「我把這個部位稱為愚童。當它放鬆的時候，肝臟和腎臟便會變得壯健、月經正常、內心平和安詳。人可能得到健康的孩子，並覺察到自己的存在意義。」

佛陀之後讓乾闥婆轉動雙腿，亦即背部平躺，然後用足部踩踏其大腿，位置由鼠蹊下延至膝蓋。佛陀說：「這個部位名為嬰童，如果好好按摩，即可活化胃部，亦可回復良好視力，湧現天然靈性，就如初生嬰兒首次看見世界時那樣。」乾闥婆雖然因為年紀老大而有遠視問題，但在嬰童按摩完畢之際，他所見的佛陀尊顏明顯比之前更加清晰明亮。對於能遇上佛陀，並讓祂施行樂健法這件奇妙的事情，乾闥婆實在滿心感激。

隨後，佛陀用足部踩踏乾闥婆胸膛的肩膀附近，接著是手臂根部，再下延至手指尖。佛陀說：「這是唯蘊，若讓它放鬆，思想與行為便會連接良好，各種心肺疾病都易於治癒。」

佛陀轉而讓乾闥婆面朝下俯臥，先用右腳踩踏其左臀，然後一直下延至膝蓋後方附近。祂說：「臀部稱為大乘（大型交通工具），大腿背面則名為拔業（拔除業障）。所有肌肉的根部均有脹大部分，增大時會使肌肉收縮，阻塞血流，減少體液，使該部分變冷，最終出現病變；特別是臀部脹大，會使人體變冷。為了治療疾病，最好的方法莫過於疏通體液。這是一個簡易的方法，只要使脹大部位軟化和放鬆，那即使是最難纏的慢性疾病，也能痊癒。你要做的，是以誠心為之。」

然後，佛陀用足部踩踏乾闥婆雙腳腳底，並說道：「這個部位稱為覺心（覺悟的心）。腳底可視作腦的一種，更多使用腳部，它們則更能自行找到通往脹大位置的路徑，因此你必須加以照顧。覺心既

「此外，不論足部如何健壯，身體何等健康，為了普渡眾生，你需要健康的心智、愛心，以及隨時從獲救助者身上學習的志向；只有這樣，你才擁有真正健壯的雙腳。當你心存學習樂健法的強烈願望，對眾生慈悲，足部即會綻放光芒，照亮黑暗。」

「施行樂健法者稱為光輝樂健菩薩，不論走到東南西北，在任何地方都會有許多人因為發亮之足而聚集。當中可能有富人，更多是貧者；有些健壯，有些病弱，亦可能有瀕死者向光輝樂健菩薩求助。」

「菩薩啊，當我們遇上這些人時，如何給他們光明呢？只是傳授真理，能否挽救身患心理或肉體疾病的人？唉，僅以真理之言實在難以挽救他們。菩薩啊，你必須用心眼體驗與理解我所教授的東西，並普渡眾生。」

佛陀如是宣講。

然後，佛陀把乾闥婆叫來，讓他躺在樂健曼陀羅上。乾闥婆向左側臥，頭朝北，左腿伸直，右腿彎曲，雙手合十，向佛陀問好。隨後，天香妙音遍滿四周。佛陀站在乾闥婆腳前，頷首微笑，說：「現在，我會發送樂健法。」

「許多人會在遭受不治之症磨難時悲傷發問：前生作了什麼業，使我承受如此苦難？然而，大部分這類疾病都是由於對靈性生活無知所致——未有覺察真正的自己、欠缺自我反省，以及對飲食一無所知。治療方法眾多，包括手療、食療、斷食及阿育吠陀等，雖然各具良效，但實行時須付出極多，亦難以根治疾病。在我們的國度，自古以來已採用瑜伽，這是一種自我幫助的方法——不過，不少人卻因病重而沒法幫助自己。」

「樂健法是最好和最容易實行的淨化身體方法之一，可恢復身體能量流動、治癒由心理毒素所致的疾病，以及消除累積疲勞。」祂續說：「當你施行樂健法的時候，須由身體左邊開始，然後才轉往右邊。」

佛陀開始用祂尊貴而巨大的左足按摩乾闥婆的大腿根部，其足部隨之發出光芒，照耀眾菩薩的眼睛，他們的心眼頓時打開，並發現乾闥婆的雙腿迅速變得柔軟。乾闥婆因長期打坐造成的腰痛在瞬間痊癒，他感受到佛陀雙足的神聖力量湧入其體內，在當中流動，

前言

樂健法經並不是來自古印度的密教經文，而是我自己撰寫的文字。樂健法是一種利他瑜伽，我稱之為「雙人瑜伽」。施者把呼吸與受者結合，用其中一腳的腳底緩慢而溫和地按摩對方的身體，後者則不會感到多少疼痛。

完成之後，兩人互換施受二者的角色。在此其中，人際之間的溫馨親密讓雙方敞開心扉，家人的溝通因而變得活力充盈——這方面的不足正是目前的社會問題。

藉著運用樂健法，慢性病及心理毛病會消失，在不知不覺間重拾健康。

此外，可由此體會施予的奇妙，亦即「使人快樂，自感愉快」。假如我們明白，我們因為互相支持而活著，心中必定常懷感恩之情。

大樂金剛不空真實佛足樂健法經

我曾聽說：

某個溫煦宜人的春日，在名叫 Yushibaka 的地方，佛陀坐在眾菩薩之間，宣講樂健法。祂解釋其中要點，並在乾闥婆身上進行示範：首先，祂站起來，向在座者展示自己的雙足，對他們說：「乾闥婆和各位菩薩，大家認為我和你們的腳底是什麼東西？腳底是不是只會跟地面接觸？」
「假如你認為我們的雙腳只是用來在地上行走，那即使你跟從一條道路，也永遠不會認識佛道，即佛法真諦。佛道不僅把地方連在一起，而且把人心和所有生靈的本質連繫起來。如果你希望追隨佛道，便需要健康的體魄，特別是健壯的雙足；沒有這個，則不可能進步。」

배푸는는 이도 받는 이도 함께 감사의 마음과 자애의 마음으로 '낙건법(樂健法)'을 마무리 끝내야 하느니라. 합장하여 '광명진언'을 외고 받은 빛을 배풀어야 하느니라. 부처님은 법화를 마무리 지으시고는 보살들에게 오른 손을 가리키니 보살들의 온몸이 금방 광명에 싸여 스스로 깨우침을 얻어 부처님 발에 큰절 드리고는 '낙건법(樂健法)'을 온 세계에 널리 퍼뜨리려고 보살들은 서로가 스스로 인연이 있는 땅으로 나아가기 시작했다.

==== 발문 ====

이 '낙건법(樂健法)'은 낙건법을 배우기 위해 알기 쉬운 교과서로서 새로 찍어 낸 것으로 인도 전래의 밀교 경전은 아니다.'낙건법'은 '이인 요가 낙건법'이라고도 불리우고 있듯이 부처님의 힘을 입은 요가이다. 배푸는 이도 받는 이도 숨을 맞추면서 아프지 않을 만큼 천천히 부드럽게 서로 밟아야 한다. 그렇게 하므로써 사람의 따뜻함과 안수가 서로의 마음을 털어, 서로 주고 받는 말이 적어진 집안에서 이야기 꽃이 피고 만성병과 맘앓이도 시나브로 회복될 것이다. 또 남을 편하게 하는 것으로 스스로도 편하게 하는 보세의 불가사의한 체험을 할 수 있을 것이다. 그리 되면 사람은 서로 도움을 받으면서 목숨을 잇고있다는것을깨달아서로가감사하는마음도반드시솟아날것이다. 합장

반여산 동광사 주지 야마우치 유겐 적음

받는 이는 엎드리고 양 팔을 ㄷ자로 굽혀야 하느니라. 배푸는 이는 받는 이의 외손목 가까이를 오른 발로 '극무'를 부드덥게 밟아야 하느니라. 어깨서 팔을 손가락 끝까지 밟아내려 가야 하느니라. 그 다음에 오른 쪽으로 옮겨 되풀이 해야 하느니라.

【극무(極無)】

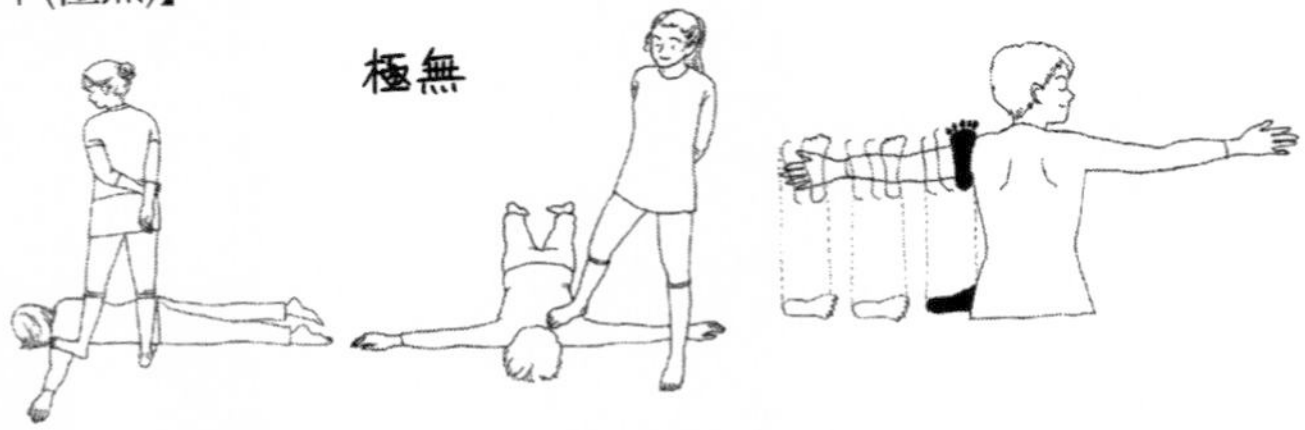

받는 이는 위에서 행한 몸꼴로 얼굴을 오른 쪽을 보게 해야 하느니라. 배푸는 이는
받는 이의 머리 왼쪽 어깨 위에 서서 왼발로 받는 이의 왼쪽 어깨의 '극무(極無←秘密)'를 밟아야 하느니라. 숨을 맞추어 받으면서 밟아야 하느니라. 그 다음에 오른쪽에 옮겨 되풀이 해야하느니라.

【극무(極無)2】 極無２は秘密に変える

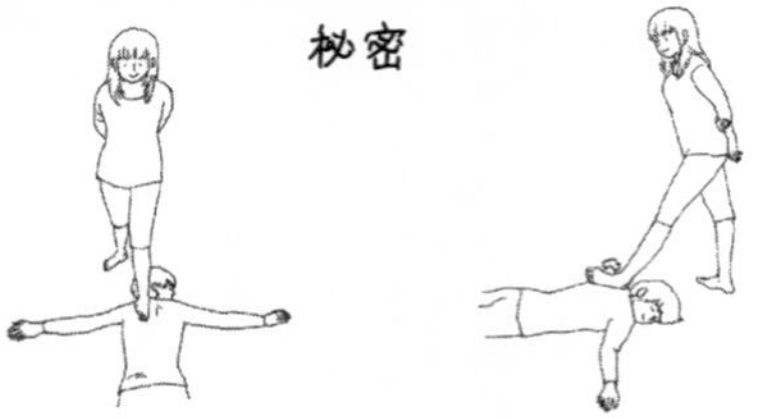

받는 이는 엎드려야 하느니라. 배푸는 이는 받는 이의 윗몸에 올라타서 무릎을 대어 두 손을 합장 꼴로 하여 등뼈의 두 곁에 몸무게를 들여 '일도(一道)'를 천천히 눌리면서 내려 가야 하느니라. 이때 받는 이와 배푸는 이의 숨을 맞추어야 하느니라.

【일도(一道)】

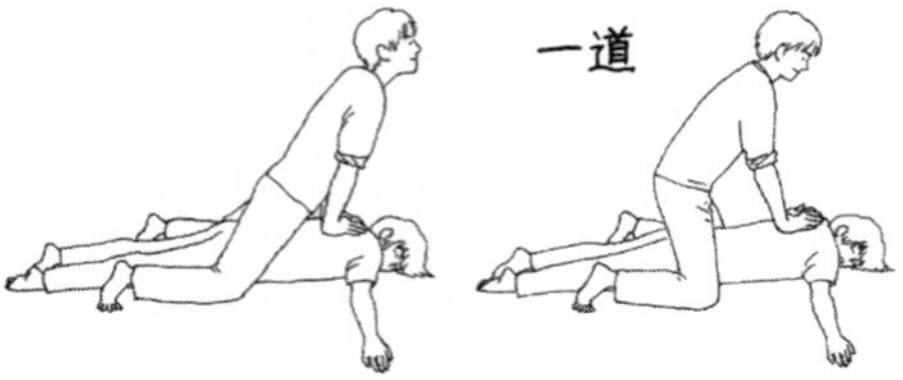

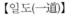

받는 이는 엎드리고 배푸는 이는 받는 이의 두 다리
사이에 서서 오른 발로 받는 이의 왼쪽 엉둥이에서 발
까지 '발업(拔業)'에서 '대승(大乘)'으로 밟아 내려 가야 하느니라.
굳어진 곳은 되풀이 하여 공송히 밟아야 하느니라.그 다음에 오른 쪽
으로 옮겨 되풀이해야 하느니라.

【발업(拔業)】

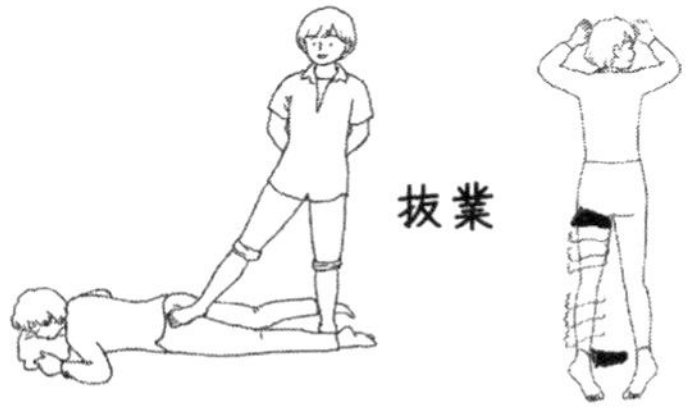

배푸는 이는 받는 이의 왼쪽 밖으로 서서 왼발로 '발업(拔業)'에서 '대승(大乘)'까지를 엉둥이에서 발에로 밟아 내려 가야 하느니라.허리가 아플 때는 특히 이 '대승'을 깊이있게 밟아 굳은 곳을 조심스럽게 풀어야 하느니라. 그 다음에 오른 쪽에 옮겨 되풀이 해야하느니라.

【대승(大乘)】

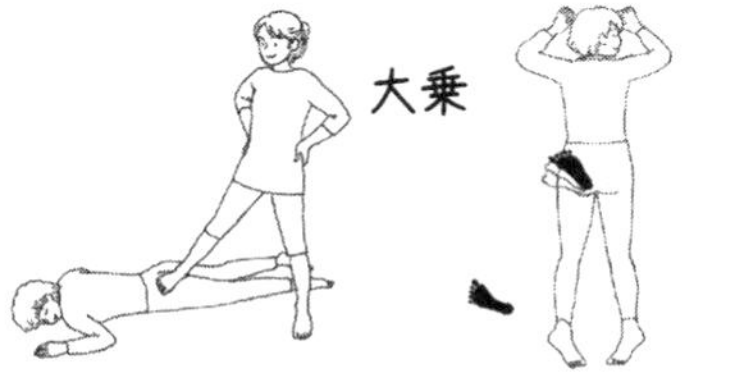

받는 이는 엎드리고 배푸는 이는 발바닥의 뒷각심을 밟아야 하느니라. 아무리 바빠서 쉴 사이가 없다 하더라도 발바닥은 온몸 조화의 숨은 요점이니 게으르지 말고 늘 행해야
하느니라. 받는 이와 등지고 서서 발뒤꿈치로 오르내리면서 밟아.

【각심(覺心)】

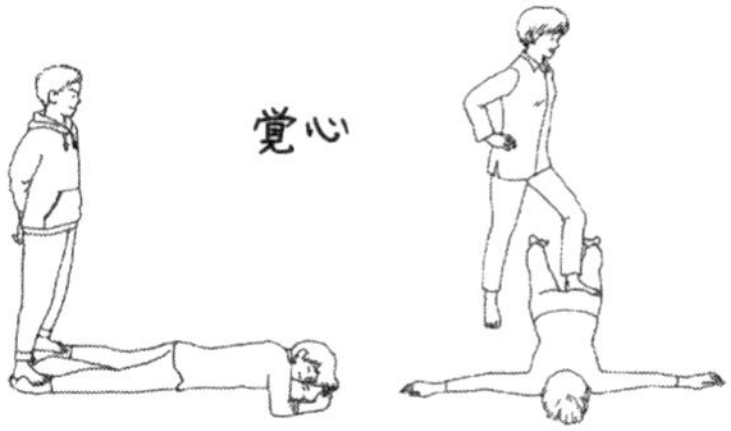

'낙건법'을 받는 이는 발은 그냥 두고 윗몸만은 바로 잡아야 하느니라. 배푸는 이는 오른 발을, 받는 이의 오른 발뒷굼치 가까이 곧 '우동(愚童)'을 왼발로 밟아 내려가 허벅다리 죽지를 잘 밟고 그 다음에 오른 쪽으로 바꾸어 되풀이 해야 하느니라.

【우동(愚童)】

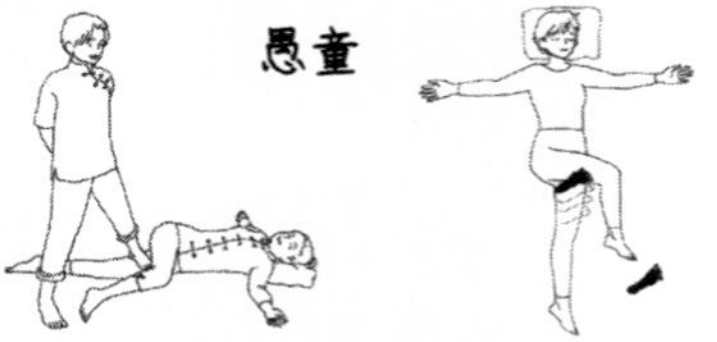

받는 이를 바로 눕혀서 배푸는 이는 오른 발로 받는 이의 '영동(嬰童)'을 사타구니에서 무릎까지 밟아 내려 가고 사타구니를 천천히 깊게 밟아 한 밟을 밟으면 한 소리'광명진언(光明眞言)'을 외고 그 다음에 오른 발에 옮겨 되풀이 해야 하느니라.

【영동(嬰童)】

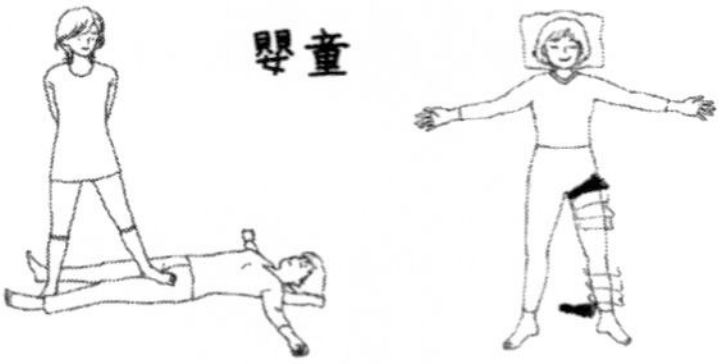

받는 이는 바로 무워 두 손을 ㄷ자 꼴로 굽히고 배푸는 이의 오른 발은 받는 이의 손목 가까이를 밟고 왼발로 가슴에서 팔죽지를 밟아 오르면서 손가락 끝까지 '유온(唯蘊)'을 천천히 밟아야 하느니라. 그 다음에 오른 발에 옮겨 되풀이 해야 하느니라.

【유온(唯蘊)】

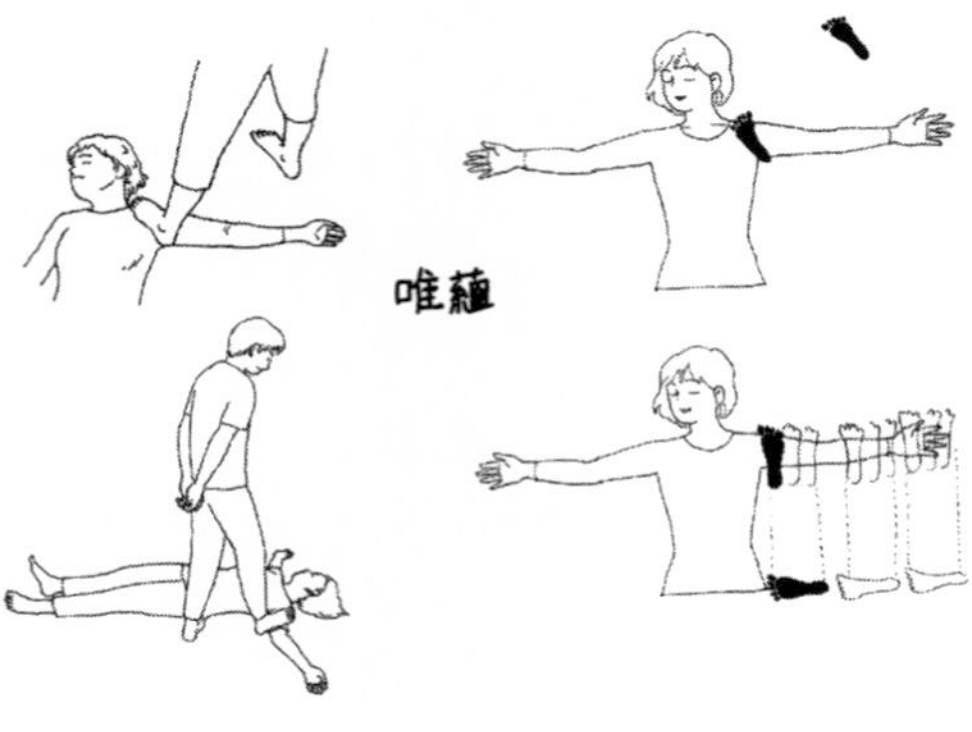

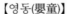

부처님은 일어 서시어 스스로의 자리에 되돌아 가시고 보살들을 보고 방시레 웃으시었다. 모든 보살들은 부처님께서 하신 일을 스스로가 한 일로 느껴 부처님의 '낙건법'을 스스로의 몸에 배풀어진 것 처럼 건달파와 더불어 맑은 흐뭇함에 싸이었다. 부처님 가로되 "앓이로 일찍 죽는 것은 고치려는 바른 생각을 모르기 때문이니라. 낫지 않는 앓이는 없는 줄로 알아야 하느니라. 따라서 고치는 꾀수가 무엇보다도 종요로우느니라. 먼저 그릇된 마음을 버리고 늘품을 믿어야 하느니라. 곧게 믿어 '낙건법'을 벌여 나가야 하느니라.
'낙건법'은 쉽게 해나갈 수 있고 동이 깊이 닿인 다스림이니라. 부처힘의 요가이니라. '둘이 요가'이니라. 조심있게 이를 치루어 뭇 숨탄이를 돕고 살려 내야 하느니라. 늘 이것을 하면 발에서 빛이 솟고 뒷마갈새(東西南北)의 어느 곳이곤 쉽게 찾아 갈 수 있고 이승을 공생정토(共生淨土),즉신성불(卽身成佛)의 빛바다로 될 것은 틀림 없느니라. 이를 받는 이는 앓이가 나아지고 아주 걱정없는 삶을 얻을 뿐 아니라 배풀어 주는 이도 발에 따른 남에게 배푸는 일과 도타운 사랑에 따른 부처님의 가르치심을 알고 온갖 힘을 크게 돋구고 아울로 부처님께서 주시는 좋고 값있는 것들을 얻으리라".고

둘이 요가 낙건법경(二人요가樂健法經)
대낙 금강 불공 진실 불족 낙건법 경게

(大楽金剛不空真実佛足楽健法経偈)
부처님은 덧부치시어 글로 가로되 "'낙건법'을 배우고 행하는 이는 병을 고치고 사람을 편하게 하는 무서움을 없애 주고 스스로의 자애심을 느끼게 하느니라. 설령 병을 앓고 있는 이라 하더라도 남의 병을 덜해 주려고 '낙건법'을 배우고 행하면 스스로의 병도 나아지는 것이니라. 남을 구완하면 스스로의 구완이 되고 '낙건법'을 행하면 빛을 밝혀 주는 사람이 되느니라. '낙건법'을 받는 이는 북쪽에 놓인 베개를 베고 왼쪽 겨드랑이를 아래로 하여 왼 다리를 뻗치고 오른 다리를 굽혀야 하고 배푸는 이는 받는 이의 발 끝에 다리를 널게 벌려서서 왼쪽 발로 '저양(羝羊)'죽지를 밟아 내려가서 한 숨에 한 밟음으로 천천히 밟아야 하느니라.

【저양(羝羊)】

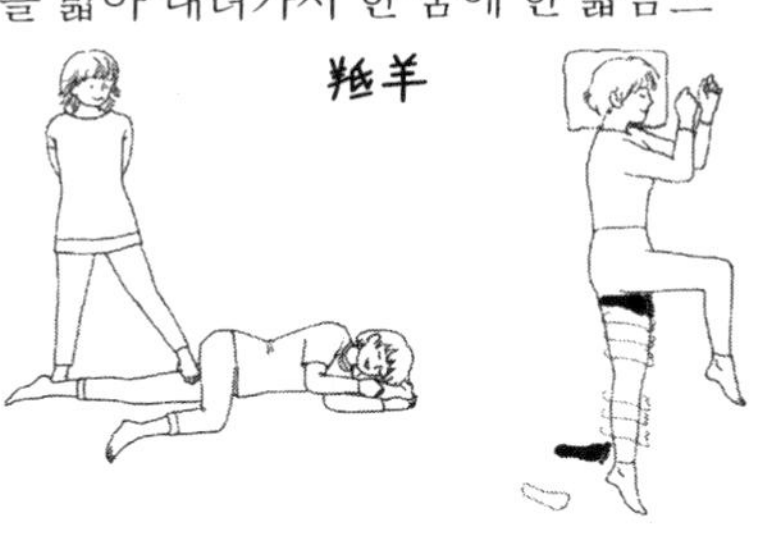

몸 대롱을 이어주는 것과 같은 것이니라. 어려운 일은 아니니라. 더구나 엉둥이의 '잠장'은 몸 찬앓이를 불러들이게 하느니라. '잠장'을 풀면 고치기 어려운 뼈에 박힌 앓이에서 벗어날 수 있느니라. 따라서 마음을 다하여 밟아야 하느니라"고.
다음으로 부처님은 건달파의 두 발바닥에 스스로의 발을 얹어 가로되 "이곳은 '각심(覚心)'이라 하느니라. 그리고 발바닥은 반대 쪽의 머릿골이라고 알아야 하느니라. 발다리는 늘 움직이는 골이니 아끼고 사랑해야 하느니라. '각심'은 좁은 자리면서도 모두이며 모두이면서 좁은 자리니라. 깊이 생각해야 하느니라. '각심'을 높게 여겨 밟아서 풀(氣)를 돌게 하고 맘을 바르게 잡아 애써 힘써야 하느니라."고.
다음으로 부처님은 건달파의 팔죽지에 발을 얹어 밟으시었다. 건달파는 야윈 키다리여서 깔개에 몸이 닿지 않았다. 부처님 가로되 "이곳을 '극무(極無)'라고 하느니라. 팔이 깔개에 닿아 붙지 않는 것은 밥통이 아래로 늘어나고 있기 때문이니라. 아직도

알몸이 굳어 더 많이 배우고 닦아야 하느니라. 마음껏 '낙건법'을 칠러 몸과 마음이 하나가 되는 누리를 몸으로 느껴야 하느니라."고 타이르시면서 '극무(極無)'를 발로 가볍게 밟으시고 '광음진언(光明眞言)'의 글귀를 외시더니 건달파의 두 팔은 곧 풀려 돋아 깔개에 닿아 붙었다. 보살들이 깨달아 알아차려 바라보는 가운데 다음으로 부처님은 건달파의 머리 위를 도신 뒤 멈추어 서시어 왼 어깨 죽지에 왼 발을 놓으시고 부처님의 발뒤꿈치가 깔개에 닿을 만큼 밟아 내리시었다. 부처님 가로되 "이곳을 '비밀(秘密)'이라 하느니라. 여러 앓이의 기틀이 나타나는 곳이니라. 어깨 결림은 이윽고 돋아 나올 앓이의 알림이고 뒤굳은 앓이(便秘)도 같은 것이니라. 그러니 얕보지 말고 그 '비밀'을 풀어야
하느니라"고.
다음으로 부처님은 건달파의 등에 올라 타시어어 두 손을 모은 꼴로 하고 등뼈 왼
오른 쪽의 심줄을 잡아 위에서 아래로 눌리면서 내리시었다. 부처님 가로되 "이곳을 '일도(一道)'라 하느니라. 사람은 등뼈와 심줄의 고로 갖춤을 잃었을 때 여러 앓이가 돋느니라. 모든 자리의 고로 맞춤은 '일도'의 짜임을 꾸미려고 하기 때문이니라. '일도'를 만져서 사랑을 느껴서야 하늘땅이 내리신 목숨을 고맙게 여기는 마음이 솟는 것이니라"고.

아 다녀 눈물이 그치지 않았다.
부처님 가로되 "내가 밟은 넙적다리 죽지 자리를 '저양(羝羊)'이라고 하느니라. 몸의 한 복판에서 발 복판에 이르는 줄 대롱(導管)의 한길이 되느니라. 여기를 왼 오른 쪽이 다 풀려 피와 몸물이 힘차게 흐르고 망설임에서 깨어 높이는 마음이 돋는 곳이라"고. 다음으로 부처님은 건달파의 발다리는 그냥 두고 윗몸만을 바로 잡아 왼쪽 '저양'보다 더 안쪽의 심줄을 밟으시었다. 건달파는 아주 아파 마치 불에 대인 것 처럼 느껴졌으나 놀랍게 가슴이 후련해져 검힘(神力)이 몸안에 들어 온 것 처럼 느꼈다. 부처님 가로되 "이

자리를 '우동(愚童)'이라고 하느니라. 이곳이 풀리게 되면 간과 콩팥의 구실이 힘차게 벌여져 아낙네의 달거리도 제대로 돌아 오고 마음도 늘어나 튼튼한 아기를 얻을 수 있게 되고 스스로가 살고 있는 뜻을 깨닫게 되느니라"고.
다음으로 부처님은 건달파를 바로 눕혀 사타구니에서 무릎까지를 위에서 아래로 밟아 내려 가시었다. 부처님 가로되 "이 곳을 '영동(嬰童)'이라고 하느니라. 이 '영동'을 잘 밟으면 갓 태어난 아기가 처음으로 이승을 보듯 밥통의 구실이 되돋고 눈도 되 보이게 되고 바른 마음도 솟느니라"고. 건달파는 돋보기 없이는 잔것을 보기가 힘들었는데 부처님의 발다리가 떨어지자 마자 여래(如來)님의 얼굴이 늘과는 달리 더 눈부시게 빛나고 훤히 보이는 것을 알게 되어 이곳에 곱닿지 않는 몸을 가로 누이어 여래님의 발 밟음을 삼가 받을 수 있는 연줄이 믿기지 않음과 고마움을 아로 새기었다.
다음으로 부처님은 건달파의 왼쪽 가슴에서 팔죽지를 밟으시면서 이어 손가락 끝까지 밟아 내려 가시었다. 부처님 가로되 "이곳을 '유온(唯蘊)'이라고 하느니라. '유온'이 잘 풀리면 지난 날 보인 것, 생각하고 있은 것들이 몸놀림으로 옮기느니라. 염통앓이도 숨앓이도 쉽게 나아지느니라"고.
다음으로 부처님은 건달파를 엎어 눕히시었다. 오른 발로 왼쪽 엉둥이에서 무릎 뒤쪽 가까이까지 내려 밟으시었다. 부처님 가로되 "엉둥이는 '대승(大乘)'이라 하느니라. 넙적다리에서 무릎 뒤까기를 '발업(拔業)'이라 하느니라.어느 자리에도 힘살 죽지에 '잠장(潜脹)'이 있느니라.'잠장'이란 굳어진 힘살의 혹 같은 것이며 '잠장'이 굳어지고 부으면 힘살은 쪼그라들고 피흐름을 막고 몸물의 흐름도 적어지고 몸 찬앓이가 돋고 여러 앓이 나는 진티가 되느니라. 앓이를 고치려면

바를 맘눈으로 보고 지녀서

그로 뭇 목숨 탄 사람들을 도와 주고 고쳐 주어야 하느니라." 고 타이르신 다음 건달파를 부르시어 '부낙건 만다라(敷樂健曼荼羅)' 자리에 눕히시었다. 건달파는 부처님의 뜻을 따라 베개를 '낙건 만다라'의 북쪽에 갖추고 겨드랑이를 바닥에 붙여 왼쪽 다리를 피고, 오른 쪽 다리를 굽혀 가로 누워 부처님께 합장드렸다. 때를 맞추어 그윽한 하늘 내음과 함께 듣기 좋은 소리가 곳곳에 누비었다. 부처님은 방실 웃으시면서 고개를 끄덕이시어 건달파의 발 밑에 서시어 가로되 "이제 부터 '낙건법'을 가르쳐 주느니라. 옛적부터 우리 인도에서는 요가가 있느니라. 요가는 스스로의 힘으로 스스로를 돋구는 꾀솜씨이므로 아직도 내 가르침이 덜 미더운 숨탄 이들의 앓이를 고쳐 주기에는 매우 힘든 솜씨니라.그 밖에 앓이를 어루만지며 고쳐 주는 수가 있으며 먹거리로 고쳐 주는 수와 단식굶으면서 고치는 수도 있고 '아유르베다'도 있느니라. 그 앓이를 고치는 수들은 다 성금이 서기는 하나 힘이 많이 들어 앓이의 밑뿌리를 채 빼려면 쉽지가 아니 하느니라. 깊이 박힌 앓이를 앓는 이는, (앞승에서 무슨 나쁜 짓을 저지렀기에 이 내가 어째서 이렇게 죽을 괴로움을 받아야 하는가?)고 한숨 쉬는 이가 많으니라. 그러나 잘 살펴 보면 앓이의 연줄은 얼넋살이의 바른길을 못 찾고 있고나 스스로를 알지 못하고나 스스로를 돌이켜 보지 않고나 바른 먹거리 살이를 모르고 있는 데에 까닭이 있다고 말할 수 있느니라. 사람이
제 있음의 바른 길을 알고 삶바탕의 뿌리를 캐어 몸의 보로세움을 이룩하고 흐름을 바로 잡고 세가지 죽음 풀다림을 속아 마셔 얻은 여러 앓이를 고치고, 여러 해에 걸쳐 쌓인 고다함을 풀려면 '낙건법'이야 말로 으뜸가는 '낙낙건건(樂樂健健)'의 꾀수(方法)가 될 것이니라"고. 또한 부처님 가로되 "'낙건법'은 어느 자리도 반드시 왼쪽으로 부터 디뎌야 하느니라. 곧 왼쪽에서 오른쪽으로 옮겨야 하느니라"고. 부처님께서는 뭇 숨탄 사람이 우러러 모시는 가운데 건달파의 넙적다리 죽지에 스스로의 크디 큰 발을 얹어 밟아 가시었다. 이때 부처님의 발다리에서 빛이 비치어져 그 자리에 있는 보살들의 눈에 넘칠 만큼의 도타운 빛이 배풀어져 보살들의 마음 눈을 깨워 주고 건달파의 넙적다리가 눈에 띄게 풀려가는 것을 보았다. 건달파는 곧 긴긴 해달동안 익혀 간 앉아 깨다름(座禪)으로 말미암아 앓고 있었던 허리 아픔이 나아져 부처님의 발다리서 흘러 들어간 거룩한 힘이 온 몸을 돌

이인 요가 낙건법경대낙 금강 불공 진실 불족 낙건법경
(二人 요가 楽健法経)
(大樂金剛不空眞實佛足樂健法經)

나는 이렇게 들었습니다. 어느 날 부처님은 유사파가소에서 '낙건법(樂健法)'에 대해서 말씀하시었습니다. 화창한 봄날, 모여 앉은 여러 보살들의 가운데 자리에 건달파를 눕히셔서 석가님은 불교법화를 하심과 함께 몸소 실기를 해 보이시면서 '낙건법'을 가르치시었습니다. 부처님은 자리에서 일어나시어 당신의 발을 보이시면서 가로되 "건달파랑 보살들아, 내 이 발바닥과 그대들의 발바닥을 뭐라고 생각하느냐? 발바닥에 밟히는 것은 땅 뿐이라고 생각하는가 아니 생각하느냐? 우리의 발다리는 땅을 밟는 것만으로 생각한다면 길을 걸어가면서도 길을 모르는 것과 같으니라. 길이라는 것은 길과 길을 이어주는 것 뿐이 아니라 사람들의 마음과 마음을 이어주고 목숨이 있는 모들 것들의 바른 법들까지도 이어주는 것이니라. 길을 걸어가자면 건강한 몸과 팔다리, 특히 발다리가 굳건해야 먼길을 나아갈 수 있으니라. 또한 발다리가 아무리 굳건하고 온 몸이 굳세다고 하더라도 길을 나아가고 가시밭길을 헤쳐 나아가면서 뭇 숨탄 사람을 도와 주려면 올바른 마음과 도타운 사랑, 그리고 뭇 숨탄 이들에게서 늘 배우려는 배울 맘이 있어야 처음으로 짱짱한 발다리가 되느니라. 발다리에 빛이 있느니라. 그대들의 발다리는 '낙건법'을 배우려는 뜨거운 맘과 뭇 숨탄 이들을 도우려는 도타운 사랑이 한 뜻이 되었을 때 빛은 빛이고 캄캄한 밤을 밝게 하느니라. '낙건법'을 배푸는 이는 '광휘낙건보살(光輝樂健菩薩)'이라고 불리우느니라. 뒷마갈새 그 어느 곳에 가더라도 그대들의 그 발빛을 지니려고 모이는 사람들이 많을 것이니라. 그 가운데에는 넉넉한 사람이 있고 어려운 사람도 적지 않을 것이니라. 넉넉하건 어렵건 그 가운데에는 몸이 튼튼한 사람이 있고 또 앓고 무른 사람도 있느니라. 죽음의 갈림길에 서있으면서도 '광휘낙건보살'을 붙잡아 바라리치는 이도 있을 것이니라. 이 모습을 보고 또한 그 밖에 있는 숨탄 사람들을 보고서 그대 보살들은 그들에게 빛을 안겨 줄 수 있겠느냐 없겠느냐? 그래, 길가에 자리를 잡아 내 가르침을 말만으로, 맘을 앓는 이, 몸을 앓는 이들의 앓이를 고쳐 줄 수 있는지 없는지 말해 보고라. 내 가르침을 말만으로 앓는 이의 앓이를 고치고 도와 주는 일은 아주 힘든 일이니라. 보살들은 내가 가르친

6か国語　楽健法経

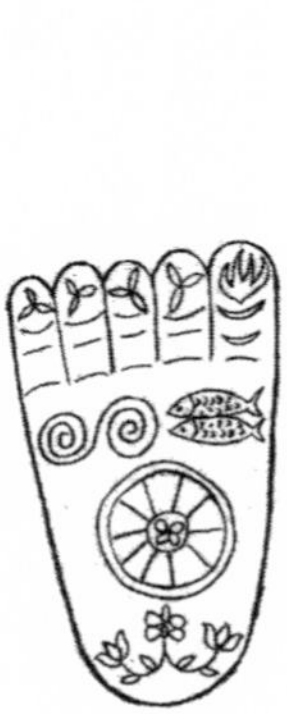

【著者略歴】
山内宥厳（やまのうち・ゆうげん）
1936 年徳島生まれ。2022 年逝去（享年 86）。詩人、磐余山東光寺住職、楽健法・楽健寺天然酵母パン創始者。1971 年、楽健法研究会発足。1974 年 4 月、楽健寺パン工房を創業し、2020 年 11 月まで営業。1976 ～ 84 年、アーユルヴェーダ研究会・有害食品研究会、両事務局長就任。1991 年、真言宗磐余山東光寺住職就任。1995 ～ 2004 年、日本アーユルヴェーダ学会事務局長。詩誌『人間』『ブラックパン』を経て「日本未来派」同人。短歌結社「どうだん」同人。劇団「阿修羅」を主宰し、一人芝居『がらんどうは歌う』を 2022 年まで毎年公演。著作に『楽健寺酵母でパンを焼く』（農文協）、『詩集　雨季』（自費出版）、『詩集　がらんどうは歌う』（アボック社）、『詩集　共生浄土』『紀行　ムーンランドへの旅』（編集工房ノア）などがある。
問い合わせ先：一般社団法人 楽健法
〒 633-0053 奈良県桜井市谷 381-2 楽健法本部 東光寺
電話・FAX 0744-46-5800

楽健法経《らっけんほうきょう》つき　定本版《ていほんばん》
二人《ふたり》ヨーガ　楽健法《らっけんほう》
こころもからだもすこやかに

※本書は初出時二〇一四年一月一四日に刊行された旧五月書房版を底本とした。

本体価格……一五〇〇円
発行日……二〇二四年　五月三一日　初版第一刷発行
著　者……山内《やまのうち》　宥厳《ゆうげん》
編集人……杉原　修
発行人……柴田理加子
発行所……株式会社 五月書房新社
東京都中央区新富二―一一―二
郵便番号　一〇四―〇〇四一
電　話　〇三（六四五三）四四〇五
ＦＡＸ　〇三（六四五三）四四〇六
ＵＲＬ　www.gssinc.jp
装　幀……松元千春
印刷／製本……モリモト印刷 株式会社

ISBN: 978-4-909542-60-1 C0047

五月書房の好評既刊

新装版
サイコロを使った実占・易経
立野清隆著

〝本格的に学べる〟〝最適な入門書〟として、1990年の初版以来、長く定評を得てきた名著の新装版。原典「易経」の全内容を忠実に、しかも易占いを正確にするためにできるだけ詳しく解説。筮竹なしで占える方法（サイコロ）も紹介、より身近に易経に接することができる。

2500円＋税　四六判並製

ISBN978-4-909542-01-4 C0076

AWGは魔術か、医術か？
全摘後の乳房が甦った！　奇跡の取材報告！

俊成正樹著

「痛みなし、手術なし、注射なし、投薬なし」で「素粒子の束」を照射するだけで優れた実用効果を示す「AWG（＝段階的素粒子波動発生装置）」とは？　「AWG」で奇跡は起きたのか？　追加取材を重ね、その真実に迫る。

1500円＋税　四六判並製

ISBN978-4-909542-06-9 C0047

改訂版
野草の力をいただいて
若杉ばあちゃん 食養の教え

若杉友子著

若杉ばあちゃんの代表作、改訂版として待望の復刊！　山奥での〈天産自給〉生活や長年の〈食養〉の実践から得た、現代をたくましく生き抜くための知恵。四季折々の野草レシピ、野草を使った傷の手当、玄米や調味料の話、陰陽のことわり等、野草に囲まれたばあちゃんの実際の暮らしぶりを豊富なカラー写真で伝えます。

1500円＋税　四六判並製

ISBN978-4-909542-05-2 C0077

食べ物がからだを変える！
人生を変える!!
食養語録 改訂版

若杉友子著

長年の食養の実践や山奥での自給自足的生活で話題の若杉ばあちゃんが、今本当に伝えたい「食養の知恵」を集大成。米・味噌・醤油・梅干しから教わったこと（第1章）、野草と野菜たちから教わったこと(第2章)、先人たちから教わったこと(第3章)。野草を使った厳選レシピ22選や伝統的手当て法等、実用情報も充実。『若杉ばあちゃん 食養語録』(2014年刊行)の改訂版。

1300円＋税　四六判並製

ISBN978-4-909542-00-7 C0077